KB234759

스포츠 운동 재활의 이론과 실제

스포츠 운동 재활의 이론과 실제

백순기 · 김현나 지음

이담 Books

서 문

스포츠는 매력적이다.

스포츠는 건강의 지름길처럼 신봉되기도 한다.

그렇다면 모든 스포츠가 건강으로 통할까?

본서는 건강을 위한 스포츠가 무엇인가에 대한 고민에서 시작되었다.

그 고민의 끝에서 만난 것이 스포츠 운동 재활이다.

건강이란 바른 몸이 바른 운동기능을 수행할 수 있는 것에서 시작된다. 건강하지 못하면 잘못된 체형을 갖게 될 확률이 높아지며, 잘못된 체형은 운동능력의 저하와 심각한 경우에는 운동기능의 상실을 가져올 수 있기 때문이다.

본서는 스포츠 운동 재활에 초점을 맞추었으며, 특히 자가 운동 중심으로 서술하였다.

스포츠 운동 재활은 전문가의 개입이 분명히 필요로 하기는 하지만, 궁극적으로 자신의 몸을 변화시키는 것은 자기 자신이기 때문이다.

스포츠를 즐기는 분들, 스포츠를 지도하시는 분들이 스포츠 운동 재활의 이론과 실제를 통해 보다 건강하게 운동하고, 보다 효율적으로 운동을 지도할 수 있기를 진심으로 기원한다.

2013년 1월

백순기 · 김현나

I. 이론편

✚ 1. 운동과 건강

1) 건강의 의미

건강하다는 것은 무엇일까?

우리나라 사람들의 평균수명은 1971년 62.3세(남자 59세, 여자 66.1세)이었다가 2006년에는 79.1세(남자 75세, 여자 82.4세)로 세계 20위를 차지했다.

한국인의 평균 신장 및 체중변화를 보면 키의 평균값과 체중도 매년 증가하고 있다.

반면 국민소득, 생활수준의 변화로 질병 발생 요인과 사망원인이 달라지고 있으며, 암, 뇌혈관질환, 심장질환 등이 늘어나고 있고, 음주의 경우 1992년 57.9%이었던 것이 2003년에는 64.3%로 늘어났으며, 흡연연령도 점점 낮아지고 있다.

그렇다면 우리 국민들은 건강해진 것일까, 건강이 나빠진 것일까?

세계보건기구(World Health Organization: WHO)에 따르면 건강이란 단순히 질병이나 병세가 없는 것이 아니라 신체적, 정신적, 사회적, 영적으로 완전한 안녕을 가진 역동적인 상태이다(Health is a dynamic state of complete physical, mental, social and spiritual well-being and not merely the absence of disease or infirmity).

즉 건강이란 신체적인 측면만으로 보기도 어렵고, 인간이라는 일원론적 관점에서 살펴봐야 하는 것이다. 오늘날의 건강이 행복이라는 개념과 직결되는 것도 그 때문이다.

스포츠와 건강은 어떤 연관관계를 가질까? 스포츠는 규칙을 가진 경쟁적인 신체활동이라는 고전적인 의미를 가지고 있다. 인간의 신체와 정신을 분리할 수 없는 것처럼 스포츠가 단순히 신체적인 측면에 기여한다는 것은 잘못된 생각이다. 스포츠는 신체와 정신의 자극과 발전을 관여하는 활동이며, 개인 또는 집단 간에 이루이지기 때문에 사회적인 발달에도 기여한다.

따라서 스포츠는 건강과 직결되며 스포츠를 통한 건강은 신체적 건강 이상의 의미를 갖는다.

2) 건강한 신체를 위한 조건

건강한 신체를 갖기 위한 두 가지 조건이 있다. 바로 적절한 체중과 적절한 운동능력을 갖추는 것이다.

첫째, 체중은 질병과 직결된다. 비만으로 인한 문제는 가히 심각하다.

특히 현대인에게 있어서 비만은 질병과 직결되는 경우가 많다. 따라서 적절한 체중은 건강을 위한 기본 요건이 된다. 사람들의 체격과 크기가 다르기 때문에 비만의 척도로 사용되는 것은 신체질량지수(Body Mass Index: BMI)이다.

$$BMI = \frac{\text{파운드로 표시된 체중}}{(\text{인치로 표시된 키})^2} \times 725$$

일반적으로 저체중은 BMI 20 미만, 정상 20~24, 과체중 25~29, 비만 30 이상을 말한다.

보다 간단하게 표준체중을 계산하는 방법은 키 160㎝ 이상의 경우는 (신장-100)×0.9로 표준체중을 구한 다음, 표준체중 초과비율에 의한 비만을 측정하는 것이다.

$$비만측정법 = \frac{(실제체중 - 표준체중) \times 100}{표준체중}$$

그 결과 ±10%는 정상체중, 10~20%는 과체중, 20% 이상은 비만이라 칭한다.

적절한 체중을 갖추기 위해서는 영양의 개념을 이해해야 한다. 음식은 건강과 직결된다. 6대 영양소의 고른 섭취와 칼로리에 대한 이해를 통해 적절한 체중을 유지하는 것은 건강의 기본이다.

둘째, 적절한 운동능력을 갖추어야 한다. 운동능력이란 적당한 신체조성, 근력, 유연성, 민첩성, 조절력을 갖추는 것으로 이해된다.

운동능력을 보여주는 것 중 하나는 관절의 가동범위(range of motion)이다. 관절 가동범위가 정상적이지 못하게 되는 경우는 두 가지가 있다. 하나는 상해를 입어 움직이지 않거나 깁스로 인해 고정되면 굳어버리는 것이다. 관절은 사용하지 않으면 근육, 힘줄, 인대, 피하조직, 피부 등이 굳어지면서 움직임이 좋지 않게 되는 것이다. 두 번째는, 스포츠 동작에서 같은 동작을 되풀이하여 같은 근육만을 사용하게 되는 경우도 역시 굳어진다. 스포츠가 건강에 좋다는 생각을 완전하게 동의할 수 없는 것이 이 때문이다. 일반적으로 관절 가동범위에 대한 훈련은 신장운동 또는 스트레칭 훈련이 중심이 되기는 하지만 그 밖에 근력과 근지구력을 높이기 위한 다른 운동방법이 요구된다.

다음은 한국인의 연령별 표준체중을 나타낸 것이다. 체형에 따라 표준체중도 다르고, 체형이 변화하면서 표준체중도 변화되기는 하지만 간편하게 참고할 만하다.

표 1. 한국인의 신장과 나이별 표준체중

남자					여자				
신장	나이				신장	나이			
	20 - 29	30 - 39	40 - 49	50 - 59		20 - 29	30 - 39	40 - 49	50 - 59
150	47.3	48.5	49.2	46.2	145	43.2	45.0	46.5	45.7
151	47.9	49.3	49.9	47.0	146	43.8	45.6	47.2	46.4
152	48.4	50.1	50.6	47.8	147	44.4	46.2	47.8	47.1
153	49.0	50.9	51.4	48.6	148	43.0	46.9	48.4	47.8
154	49.6	51.7	52.1	49.4	149	45.6	47.5	49.0	48.5
155	50.2	52.5	52.9	50.2	150	46.2	48.1	49.7	49.1
156	50.8	53.9	54.4	51.8	151	46.2	48.7	50.3	49.8
157	51.4	54.1	54.4	51.8	152	47.4	49.3	50.9	50.5
158	51.9	55.0	55.1	52.6	153	48.0	50.0	51.5	51.2
159	52.6	55.8	55.8	53.4	154	48.6	50.6	52.1	51.9
160	53.2	56.6	56.6	54.2	155	49.2	51.2	52.8	52.6
161	53.8	57.4	57.3	55.0	156	49.8	51.8	53.4	53.2
162	54.4	58.2	58.0	55.8	157	50.4	52.4	54.0	53.9
163	54.9	59.0	58.8	56.6	158	51.0	53.1	54.6	54.6
164	55.5	59.8	59.5	57.4	159	51.6	53.7	55.2	55.3
165	56.1	60.6	60.3	58.2	160	52.2	54.3	55.9	56.0
166	56.7	61.4	61.0	59.0	161	52.8	54.9	56.5	56.7
167	57.3	62.2	61.9	59.8	162	53.4	55.5	57.1	57.3
168	57.9	63.0	62.5	59.6	163	54.0	56.2	57.7	58.0
169	58.5	63.9	63.2	61.4	164	65.6	56.8	58.7	58.7
170	59.1	64.7	64.0	62.2	165	55.2	57.4	59.0	59.4
171	59.7	65.5	65.7	63.0	166	55.7	58.1	59.6	60.1
172	60.3	66.3	65.5	63.8	167	56.3	58.6	60.2	60.7
173	60.8	67.1	66.2	64.6	168	56.9	59.2	60.8	61.4
174	61.4	67.9	66.9	65.4	169	57.5	59.9	61.5	62.1
175	62.0	68.7	67.7	66.2	170	58.1	60.5	62.1	62.8
176	62.6	69.5	68.4	67.0	171	58.7	61.1	62.7	63.5
177	63.2	70.3	69.2	68.4	172	59.3	61.7	63.3	64.2
178	63.8	71.1	69.9	68.6	173	59.9	62.3	64.0	64.8
179	64.4	71.9	70.6	69.4	174	60.5	63.0	64.6	65.3
180	65.0	72.8	71.4	70.2	175	61.1	63.6	65.2	66.2

3) 운동 가이드라인

운동은 어느 정도 하는 것이 좋을까. 최근 운동의 장점이 부각되면서 지나친 운동과 운동중독의 문제가 제기되기에 이르렀다. 일반적으로 운동 가이드라인으로 가장 많이 제안된 것은 미국스포츠의학회의 가이드라인이었다. 그러다가 최근 미국질병통제센터에서는 조금 다른 가이드라인을 내놓았는데 가장 큰 차이는 가능하면 강도가 높지 않더라도 매일 운동하는 것이 좋다는 것이다.

표 2. 운동 가이드 라인

구 분	과거 ACSM(1978) 미국스포츠의학회	CDC/ACSM 공동(1995) 미국질병통제센터
운동형태	유산소운동	빠르게 걷기 강도의 모든 운동
운동빈도	주 3～5일	주 4～7일(가능하면 매일)
운동강도	강도 높은 운동 60～80%	중간강도(3～6MET)
운동지속시간	20분 이상	30분 이상(10분 이상 누적 가능)

중요한 것은 운동을 생활화하는 것이라고 할 수 있다. 식습관처럼 운동도 습관화하는 것이 필요하다. 현대인 중 카우치 포테이토(Couch potato: 하루의 대부분을 누워서 보내는 사람)가 많다. 이제 움직임은 건강을 위한 기본적인 숙제다.

4) 운동의 원칙

근육은 운동의 원동력이며, 건강한 움직임에도 관련된다.
근력을 증가하기 위해서는 몇 가지 원칙이 필요하다.

첫째, 과부하의 원칙: 적절한 부하(무게, 횟수, 시간, 스피드)가
필요하다.
둘째, 점진성의 원칙: 운동의 점진적 증가가 필요하다.
셋째, 의식성의 원칙: 동작에 따라 목적과 운동내용을 이해하여
그 근육과 관절에 집중해야 한다.
넷째, 개별성의 원칙: 개개인에 따라 다른 접근이 필요하다.

5) 운동방법

(1) 관절가동역 운동

관절가동역 운동은 관절 및 관절군의 가동범위를 향상시키는 운
동방법으로 스트레칭 또는 신장운동이라 불린다. 상해를 입어 안정
을 취하거나 움직이지 않거나 깁스 등으로 관절이 움직이지 못하
면 관절 주위의 근육, 힘줄, 관절포(관절을 감싸는 것), 인대, 피하
조직, 피부 등이 굳어져 관절의 움직임이 나빠진다.
스포츠 중 같은 동작만을 되풀이하게 되는 경우도 같은 근육만
사용하기 때문에 그 근육과 힘줄이 지나치게 사용되면서 굳어져

단단한 근육이 된다. 이 경우도 근육의 피로와 통증 또는 관절 전체의 장애를 가질 수 있다.

관절가동역 운동은 시간에 따라 단시간 신장법, 지속적 신장법으로 나뉘며, 운동방법에 따라 교정과 마사지와 같은 수동적 신장법과 자신의 근력으로 행하는 능동적 신장법이 있다.

관절가동역 운동은 단시간에 가동범위를 확대하지 말고 점진적으로 실시해야 하며, 관절이 갖고 있는 모든 운동방향으로 실시한다.

(2) 근력 증강 운동

근력 증강 운동은 근력을 증가시키기 위한 운동방법으로, 부하의 강도나 횟수를 증가시킴으로써 근육이 더 많은 양의 운동을 수행할 수 있게 하는 방법이다. 근력 증강 운동은 근력의 증가를 가져올 수 있는 생리학적 적응에 반응 정도로 자극하도록 구성하여야 하며, 이때 근육부피의 증가도 일어날 수 있다. 운동의 선택에 따라 근력의 양과 비율, 그리고 골격근에서 발생하는 저항이 달라지므로 저항운동 시 가장 중요한 것은 '점진적 부하의 원칙'이다. 외력이나 사지의 무게에 대항하여 스스로 하는 수의적 운동이다.

근력 증강 운동의 세 가지 근수축 방법에 따라 다르게 이루어진다. 등척성 운동, 등장성 운동, 등속성 운동이 그것이다.

① 안전한 등척성 운동 : 움직이지 않고 밀거나 당기는 동작, 윗몸 일으키기

근수축은 일어나나 부하의 이동이 없고 전체 근육의 길이가 변하지 않는 운동법으로 트레이닝 강도에 따라 수축지속시간을 달리 해야 한다. 보통 1RM의 40~50%의 트레이닝 강도에서 15~20초간 수축을 지속하는 방법이 많이 활용된다.

② 등장성 운동 : 반복적으로 되풀이하는 동작, 덤벨 들어올리기

등장성 운동은 동적 형태의 저항운동법으로, 외부의 저항이 일정하게 작용하거나 변화하며 근육의 길이가 관절 가동범위 내에서 길어지거나 짧아지거나 늘어날 때 다르게 일어난다. 과부하의 원칙에 따라 저항을 점진적으로 증가시킬 수 있으며, 근지구력과 신경생리학적 시스템을 향상시킨다. 다만 운동 중 통증이 발생하였을 때 부하를 지탱할 수 없어 안전하지 못할 수도 있으며, 대각선이나 기능적인 변에서 운동을 수행할 수 없다는 단점이 있다.

* 짐볼을 이용한 등장성 운동

짐볼은 1950년 초 스위스 어린이들을 대상으로 한 물리치료에서 사용되면서 시작되었으며, 1960년 이후 전 유럽으로 확산되어, 재활과 물리치료사 교육 등에도 활용되고 있다. 큰 모양의 짐볼은 1960년 스위스 의사가 뇌성마비 환자의 균형감각과 평형 반인력을 높이기 위해 사용한 것이 시초라고 할 수 있다. 짐볼은 볼 자체의 불안정으로 인해 안정성 유지를 위해 작은 근육을 반사적으로 사용함으로써 조정능력과 평형성 및 유연성, 근력, 지구력 향상 등의

효과를 얻을 수 있다.

*** 탄성밴드를 이용한 등장성 운동**

탄성밴드는 병원 등 의료현장에서 재활을 위한 도구로 이용되었으나 간편하고 안전하여 광범위하게 응용되고 있다. 탄성밴드는 신축성이 있어 360° 모든 방향에서의 부하가 가능하며, 자신의 근력이나 체력에 맞추어 안전하고 다양하게 활용할 수 있다.

③ 등속성 운동: 가벼운 운동에서 강한 운동으로

등속성 운동은 관절을 일정 속도로 운동할 수 있도록 만들어진 기계인 Ariel, Cybex 등을 이용한다. 이는 관절가동역 전역에 걸쳐 최대 저항운동이 가능하며, 비교적 안전하다. 그러나 기계가 고가이고, 단순 관절 운동기가 많다는 단점이 있다.

(3) 근지구력 증진 운동

근지구력이란 중간 정도의 부하에 대해 장시간 동안 근수축을 반복할 수 있는 능력을 말한다. 근지구력을 증진하기 위해서는 가벼운 부하로 장시간 연속하여 운동하여야 한다. 이를 저부하, 고회전의 원칙이라고 한다.

(4) 근수축 스피드 증강 운동

근수축 스피드는 민첩성을 말하는데, 신경근의 활동속도를 말한다. 이를 위해서는 가능한 가벼운 것으로 가능한 빨리 움직이는 훈련방법이 필요하다. 이때 지나치게 무리하지 말고, 관절가동역을 넘지 않도록 주의한다. 스피드의 향상은 저부하·고회전의 원칙으로 가벼운 중량을 가능한 빨리 움직여야 한다.

(5) 근 파워 증강 운동

파워란 운동에 의해 단위 시간 내에 행한 일의 양을 말하는데, 운동에서는 무게를 갖는 물체를 어느 거리만큼 이동시킨 양을 말하게 된다. 파워를 증강시키기 위해서는 힘과 스피드를 동시에 향상시켜야 하는데, 힘의 향상은 고부하·저회전의 원칙을 지켜야 하고 가능한 무거운 중량을 이용해야 한다.

(6) 전신 지구력 증강 운동

전신 지구력이란 어느 일정 강도의 운동을 장시간 지속하여 운동할 수 있는 능력으로, 에어로빅스 운동 능력이라고 한다. 전신 지구력 증강 운동이란 장시간 걸쳐 연속적으로 계속 운동하는 능력의 향상을 목적으로 하는 것으로, 에너지원인 산소와 당질과 지질 등을 효과적으로 이용할 수 있어야 하기 때문에 신체 여러 기관을 효과적으로 움직이고 에너지를 계속적으로 발생시키기 위해 폐, 심혈관계, 세포 등 많은 조직의 능력을 종합적으로 증강시켜야 한다. 유산소 운동인 조깅, 수영 등을 중간 정도의 강도로 최소 10분 이상 연속하여야 하며, 운동시간이 길수록 효과가 높다.

6) 다이어트와 건강

물만 먹어도 살이 찐다. 사실일까? 아니다. 물만 먹는 것이 아니기 때문에 살이 찌는 것이다. 우리의 몸은 정직하다. 먹는 것과 소비하는 것의 비율에 따라 살이 찌기도 하고 빠지기도 한다. 그래서 내가 무엇을 먹는지, 얼마만큼 소비하는지에 대한 정확한 분석과 관리가 필요하다. 건강한 식생활은 모든 영양소를 골고루, 적당히, 균형 있게 섭취하는 것을 말한다.

표 3. 6가지 기초 식품군

곡류 및 전분류	밥, 국수, 빵, 떡 등/감자, 절편, 시리얼 등
고기, 생선, 계란, 콩류	육류, 생선, 조개, 건어물, 달걀, 콩, 두부 등
채소류	김치, 생야채, 토마토, 미역, 버섯 등
과일류	딸기, 감, 귤, 배, 사과, 오렌지 주스 등
우유 및 유제품	우유, 요구르트, 치즈, 아이스크림 등
유지, 견과 및 당류	식물성 기름, 버터, 마요네즈, 설탕, 탄산음료, 땅콩 등

30～49세 성인 남녀의 1일 권장 섭취량은 남자 2,400kcal, 여자 1,900kcal이다. 청소년의 경우는 남자 2,600kcal, 여자 2,100kcal이며, 노인의 경우는 남자 2,000kcal, 여자 1,600kcal 정도이다. 즉 나이가 들면 건강한 신체유지를 위해 적게 먹어야만 한다는 것이다. 일반적으로 2,000kcal의 경우 1회 분량이 밥 1/2컵(빵 1조각, 시리

얼 1컵), 채소군 1컵, 과일 1컵, 우유 1컵, 육류 1컵, 유지류는 6작은술 정도가 된다. 생각보다 적은 양이다.

건강과 직결되는 적절한 체중을 유지하기 위해서는 다음의 8가지 원칙을 준수할 필요가 있다.

첫째, 채소, 과일, 우유제품을 매일 먹자.

둘째, 지방이 많은 고기와 튀긴 음식을 적게 먹자.

셋째, 짠 음식을 피하고, 싱겁게 먹자.

넷째, 활동량을 늘리고 알맞게 섭취하자.

다섯째, 술을 마실 때는 그 양을 제한하자. 남자 하루 2잔, 여자 1잔 이내를 넘지 않도록 해야 한다.

여섯째, 세 끼 식사를 규칙적으로 즐겁게 하자. 아침은 챙겨 먹고, 폭식을 해서는 안 된다.

일곱째, 음식은 먹을 만큼 준비하고 위생적으로 관리하자.

여덟째, 밥을 주식으로 하는 우리 식생활을 즐기자. 우리 식단은 최고의 건강식이다.

다음은 다이어트를 위한 체크리스트이다.

건강한 식습관을 위해서는 자신이 섭취한 것, 소비한 것을 분석하고, 앞으로의 계획을 세울 수 있어야 한다. 일반적으로 매일매일 일기처럼 적는 것이 좋으며, 가능한 2주, 3주, 4주 등으로 기한과 목표를 정해서 실시하는 것이 효과적이다.

표 4. 건강한 다이어트를 위한 체크리스트

1. 내가 섭취한 음식들		아침	점심		저녁		간식
	곡류 및 전분류						
	고기, 생선, 계란, 콩류						
	채소류						
	과일류						
	우유 및 유제품						
	유지, 견과 및 당류						
2. 내가 한 운동(종류, 지속시간, 운동강도)		종류		지속시간		운동강도	
	에어로빅 운동						
	저항운동						
	유연성 운동						
3. 나의 마음가짐							
	긍정적인 생각을 가졌다	1	2	3		4	5
	나를 위한 시간을 가졌다	1	2	3		4	5
	내 자신에 대한 나의 생각	1	2	3		4	5
4. 결과							
	변화된 것(유연성, 근육 등)						
	발전된 것						
	다른 변화들						
5. 미래를 위한 계획							
	오늘 최고의 건강음식은						
	내일을 위한 다이어트 계획						
	내일을 위한 운동계획						

※ 가능한 자세하게 적을 것.
※ 가능한 솔직하게 적을 것.

✚ 2. 스포츠 운동 재활의 원리

1) 몸에 대한 이해

(1) 인간의 몸의 독특성

인간의 몸이 다른 동물과 다른 가장 큰 차이점을 무엇일까? 바로 '직립'한다는 것이다. 인간은 직립하기 때문에 유일하게 위장병이 있다는 말을 들은 적이 있을 것이다. 사실이다. 인간의 직립은 엄청난 편리함을 주었지만, 그와 더불어 기존에는 없었던 문제를 발생시켰다.

인간이 직립에서 많은 부하를 받는 이유는 '중력'때문이다. 중력은 '지구의 인력'으로, 지표면에 대해 항상 수직으로 작용한다. 인간의 신체정렬은 중력에 대한 설명이다. 중력은 지면 반발력을 통해 인체에게 힘을 주고 있는데, 바른 신체정렬을 가지고 있으면 자세를 유지하는 활동이 최적화되어 에너지 소비가 최소화되기 때문에 불필요한 피로가 없다. 그런데 잘못된 신체정렬을 이루게 되면 자세의 유지와 움직임에 있어서 불필요한 힘을 쓰게 되고, 이는 계속적으로 잘못된 신체정렬을 유발하게 된다.

(2) 균형의 의미

균형(balance)이란 수직축을 중심으로 좌우 대칭되어 형성되는 중력적인 통일된 안정감을 갖는 것이다. 운동역학적으로 균형은 역학적으로 정지해 있거나 혹은 움직이는 기저면(Base Of Support: BOS)에 대해 인체의 무게중심(Center Of Gravity: COG)을 통제하고 조절하는 신체의 통합적 제어 과정으로 정의할 수 있다.

무게중심이란 중력에 의한 순수한 토크가 0인 점을 의미한다. 토크란 회전력이라고 하며, 거리와 힘의 외적(cross product)이다. 즉 총체적인 질량의 중심점으로 물체가 균형을 이루는 점을 말하는 것이다. 따라서 무게중심은 높게 위치할수록 기저면 내에서 불안정해지기 쉽고, 낮게 위치할수록 안정성이 높아진다.

기저면이란 무게중심을 지지해 주는 면적을 의미한다. 예를 들어, 두 발로 서 있을 경우 양발의 뒤꿈치와 발가락 사이의 면적이 바로 기저면이다. 만약 지팡이를 짚고 서게 된다면 지팡이와 양발 사이의 면적이 기저면이 된다. 기저면이 넓을수록 안정을 도모하는 데 유리하며 이 지점이 많을수록 안정도가 높아진다.

빙판길을 걷는다고 생각해 보자. 아마 대부분 무릎을 약간 구부리고 허리를 약간 앞으로 숙여 미끄러지지 않기 위해 조심하며 걸을 것이다. 인체의 무게중심은 제2천골 부위, 쉽게 말해 배꼽 아래쪽 정도에 존재하는데, 무릎을 구부리고 허리를 앞으로 숙이는 것은 무게중심의 높이를 낮게 설정하여 몸의 균형을 유지하려고 하는 무의식적인 시도라고 볼 수 있다.

서 있을 때는 무게중심이 기저면 안에 머물도록 하는 것이 중요하지만, 움직일 때는 무게중심을 계속 기저면 밖으로 던지면서 동시에 새롭게 그 중심을 받아주는 기저면을 형성해 나가는 과정이 이루어지는데, 이것이 바로 균형을 유지하는 방법이다.

균형이란 전체적으로 좌우 대칭이 비례적으로 이루어진 상태를 의미하며, 평형이란 비례적이지는 않지만 무게중심이 안정되어 균형을 이루고 있는 상태를 말한다. 차렷 자세 혹은 바르게 앉아 있는 자세는 상·하·좌·우가 비례적으로 정렬되어 있는 경우이므로 균형이라 말할 수 있으며, 점프, 발차기, 균형을 잡기 위해 몸을 움직이는 과정 등은 평형상태라 말할 수 있다. 즉 균형은 다소 정적인 느낌이고, 평형은 다소 동적인 느낌이 내포되어 있는 것이다. 평형은 균형을 이루어 나가는 하나의 과정이라 할 수 있다.

인체는 평형이 아닌 '균형 상태'가 되어야 한다. 왜냐하면 균형 상태가 되어야만 가장 효과적으로 신체 역학 에너지를 사용할 수 있기 때문이다.

(3) 바른 체형

바른 체형이란 바른 정렬을 가진 자세를 말한다. 자세란 인체가 지닌 자연적인 척추의 곡선을 유지한 상태에서 척추를 똑바로 세운 자세로, 전·후·좌·우 어느 쪽으로도 치우치지 않은 균형을 유지하며 필요한 최소의 근육만이 작용하여 가장 능률적으로 에너지를 소비하고, 최소한의 피로도 잊는 상태를 말한다.

자세(posture)는 역학적으로 주변 공간에 대한 신체의 정확한 위치정렬과 신체 각 부분의 생체 역학적이고 관계적인 배열을 의미한다. 즉 자세는 신체의 정적 정렬(alignment)인 것이다.

올바른 자세란 올바른 신체정렬을 의미하는데, 바로 중력에 대해 인체가 인체의 수직적 중심선에 대해 가장 효율적으로 정렬을 갖춘 상태를 의미한다. 인체의 수직적 중심선이란, 인체를 서술하는

3축과 3면이 교차하는 정중앙의 수직적 중력선을 의미한다. 인체의 3축(axis)은 관상축(frontal axis), 시상축(sagittal axis), 장축(longitudinal axis)이고, 3면(planes)은 전두면(frontal plane), 시상면(sagittal plane), 횡단면(transverse plane)이다. 중력에 대해 가장 효율적인 정렬이라는 것은 바로 중력에 대항해서 바른 안정된 자세를 유지하는 데 필요한 신체 정렬 에너지를 최소화한다는 것을 의미한다.

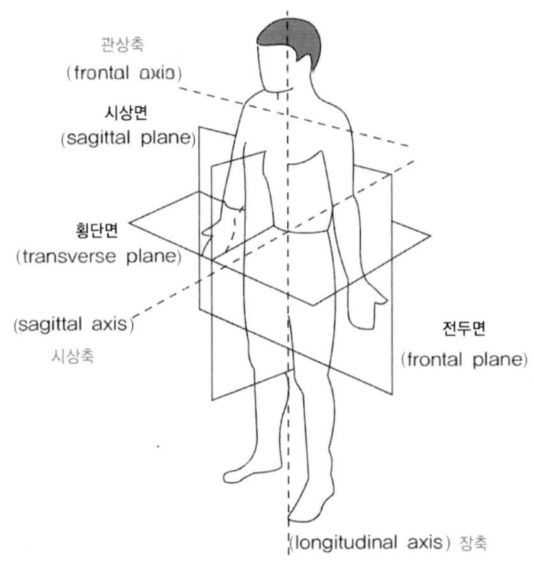

바른 자세란 정렬상태가 중요하다. 전면에서 봤을 때, 오른쪽과 왼쪽의 어깨, 엉덩이, 무릎, 발목이 서로 평행해야 하며, 옆에서 봤을 때는 어깨, 엉덩이, 무릎, 발목관절이 중력선에서 수직으로 놓여야 한다. 자세의 분석을 위해서는 머리와 목, 어깨, 골반(고관절)과 요부, 무릎, 발목, 발의 정렬 상태를 살펴보아야 한다.

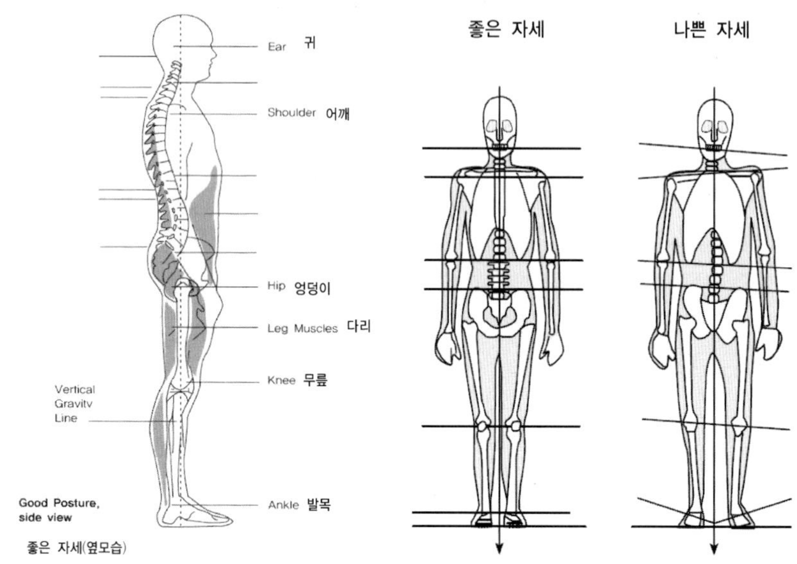

좋은 자세(옆모습)

　바른 체형을 갖는다는 것은 서 있거나 앉아 있거나 몸가짐과는
관계없이 손상 또는 진행성 변형을 방지하기 위하여 인체의 지지,
구조를 보호하는 근·골격계의 균형 상태를 갖는 것으로 골격들
사이의 정렬(skeletal alignment)과 근육의 균형(muscular balance)을
기초로 이루어진다. 따라서 체형을 평가하고 치료하기 위해서는 정
렬과 관절, 그리고 근육과 연관된 기본적 원칙을 이해하는 것이 필
요하다. 잘못된 정렬은 뼈, 관절, 인대, 그리고 근육에서 과도한 스
트레스와 긴장의 결과이며, 이를 이완하고 균형적이고 에너지 효율
이 높은 상태로 변화시켜야 한다.

2) 스포츠 운동 재활의 원리

(1) 호흡(Breathing)

호흡은 일상생활에서 중요할 뿐 아니라 운동 재활에서 가장 중요하다고 해도 지나치지 않다. 호흡은 그 자체만으로 엄청난 몸의 변화를 가져올 수 있는데, 몸통의 정렬과 견갑골과 척추의 신전 및 안정화에 기여하며, 몸 전체의 움직임을 용이하게 한다.

좋은 호흡은 얕은 호흡이 아니라 깊고 천천히 하는 것이 좋다. 호흡의 주된 근육은 횡격막으로, 횡격막의 수축 – 이완을 통해 호흡이 이뤄진다. 그렇기 때문에 몸을 이완하는 작업에 있어 횡격막을 이완하여 호흡을 깊게 하는 것은 매우 중요하다.

일반적으로 좋은 호흡으로 설명되는 것은 복식호흡, 정뇌호흡, 우짜이 호흡, 횡격막 호흡 등이 있다. 복식호흡이란 폐로 호흡하되 들이마실 때는 배가 나오고, 내쉴 때는 배가 들어가는 호흡이다. 복식호흡의 장점은 폐를 충분히 사용할 수 있다는 것이다.

정뇌호흡이란 요가의 준비나 정리호흡으로, 복식호흡을 1초에 한 호흡 또는 그 이상이 되도록 리드미컬하게 행하는 호흡법이다. 이는 다량의 산소를 공급하고 전신의 순환을 좋게 한다. 다만 초보자의 경우 머리가 아프거나 기침이 나거나, 뱃속에서 소리가 날 수도 있기 때문에 본인이 할 수 있는 정도만큼 호흡하는 것이 좋다.

우짜이 호흡은 요가의 호흡법으로 코로 공기를 들이마시고, 복부를 척추 쪽으로 당기며, 횡격막은 최대로 아래로 내려 흉곽 전체에 공기가 가득 차도록 한 다음, 숨을 잠시 멈추었다가 폐가 완전히

빈 상태가 될 때까지 숨을 천천히 내쉬는 호흡법이다.

필라테스 호흡은 횡격막을 충분히 팽창하고, 상후거근과 하후거근을 사용하며, 복부의 복직근과 복사근, 골반저근까지 활용하게 되므로, 배꼽 윗부분의 근육은 아래로, 골반저근은 위로 올리는 X자 호흡을 하게 된다.

일반적으로 운동 재활의 경우 복식호흡, 우짜이 호흡, 필라테스 호흡들을 활용하는데, 공통된 점은 호흡을 통해 몸통 및 몸 전체를 정렬시키고, 운동의 효과를 극대화한다는 점이다.

숨을 마실 때는 횡격막의 양옆을 최대한 팽창시키고, 내쉴 때는 가슴에서 복부 쪽으로 배꼽이 등에 닿는 것 같은 느낌으로 최대한 내뱉는다. 마실 때 폐로 들이쉬면서 어깨를 올리거나 복부를 일부러 팽창시키지 않는 것이 좋다. 마시는 숨보다 내쉬는 숨을 2배 정도 길게 할 수 있도록 연습하는 것이 좋으며, 호흡에 지나치게 집중하기보다는 자연스러운 호흡이 될 수 있도록 하는 것이 필요하다.

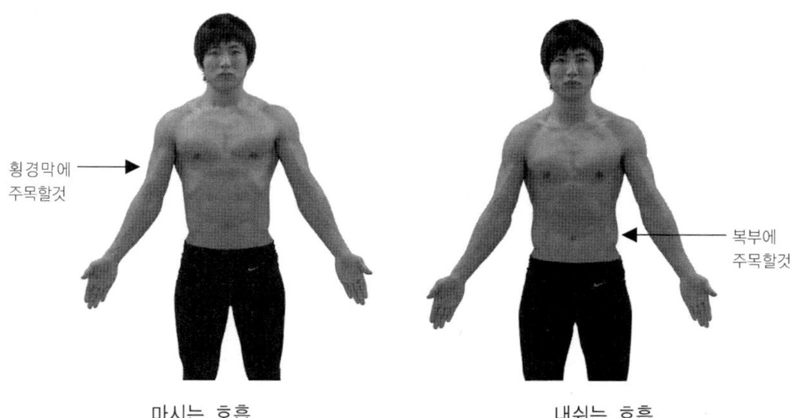

마시는 호흡   내쉬는 호흡

호흡은 척추에 굴곡과 신전의 패턴 움직임이 일어나도록 하며, 그 굴곡과 신전의 움직임은 척추 전체를 흔들어 사지로 그 에너지를 전달하게 된다. 그리고 그 에너지가 바로 사지가 움직이게 되는 가장 기초적인 에너지이며 동시에 하나로 통합된 힘을 내게 하는 원리인 것이다.

다른 하나는 뇌척수액(CSF: Cerebro Sacral Fluid)의 흐름이다. 뇌척수액의 흐름 역시 1차 호흡기전으로 작용하여 척추에게 굴곡과 신전의 패턴 움직임이 일어나도록 한다. 뇌척수액이 원활하게 상하로 소통될 때 몸 전체에 뇌척수액의 에너지를 전달할 수가 있으며, 그렇게 될 때 뇌척수액과 관련이 깊은 생체에너지(Vital Energy)도 충분히 활성화되는 것이다.

(2) 리딩 - 그라운딩 - 센터링

① 리딩(Leading)

리딩이란 머리의 위치와 움직임에 대한 원리로 머리의 위치와 움직임이 몸 전체를 이끌어야 한다는 것이다. 이는 인체의 X축에 대한 원리로, 동적 정렬인 워킹을 이끄는 원리가 되기도 한다. 인간은 항상 중력의 영향을 받고 있고 그에 대항하여 자세를 유지해야 하기 때문에 수직 하강의 중력에 대항해 수직 상승하는 수직적 정렬을 유지해야 한다는 것이다.

리딩의 가장 중요한 요소는 후두부가 눌리지 않도록 의식의 힘을 사용하는 것이다. 후두부의 정렬은 경추 1번과 2번을 포함한 상부 경추와 머리의 정렬을 의미한다. 리딩을 위한 신경학적 자극을 위해서는 뒷목이 늘어나고, 척추가 늘어나고 몸 전체가 길어진다는 이미지 자극이 필요하다. 목은 머리를 받치고 있기 때문에 머리와 경추가 수직적 정렬을 하게 되면 이하 척추가 정렬을 하게 되고 그 정렬은 하지의 정렬에까지 영향을 미친다. 머리의 무게는 몸 전체를 바닥으로 누르는 힘으로 작용하게 되고 이 누르는 힘으로 지면과 그라운딩(Grounding: 접지)하게 되는 것이다.

리딩의 기능 향상을 위해서는 흉쇄유돌근(Sterno Cleido Mastoid Muscle: SCM)의 훈련이 중요하다. 머리와 목이 수직적 정렬을 하기 위해서 흉쇄유돌근은 머리를 앞에서 당겨 안정적으로 몸통 위에 머물도록 하는 근육으로 작용하게 된다. 흉쇄유돌근과 동조적으로 장요근이 작용을 할 때 척추와 골반 그리고 고관절의 정렬이 이뤄지게 된다. 따라서 리딩의 원리에서 중요한 것은 후두부의 개방, 경추의 신전, 흉쇄유돌근의 강화가 중요하며, 장요근과 같은 동조 근육도 함께 트레이닝을 시켜야 한다.

② 그라운딩(Grounding)

그라운딩은 인체의 움직임을 서술하는 세 가지 축에서 상하축인 Y축에 대한 원리로, 골반을 중심으로 한 하지의 정렬과 움직임의 원리이다. 그라운딩의 힘은 머리의 리딩에서 형성되어 척추를 타고 아래로 흐르는 머리의 움직임에 대한 반작용적인 힘을 의미한다.

실제적으로 머리의 리딩에 의한 힘이 작용하는 곳은 골반이다. 골반이 앞으로 구르게 되면서 형성되는 힘은 다리를 누르게 되고 무릎을 곧게 펴게 되는 역학적인 힘을 형성하게 되어 그라운딩이 되도록 한다. 바닥을 누르게 되면 반작용적인 지면 반발력이 형성되는데, 이는 몸 전체가 움직이고 이동할 수 있게 하는 힘의 원인으로서 작용을 하게 된다. 결과적으로 그라운딩이라는 것은 올바른 정렬을 통한 수직적 압력을 형성하는 것이며, 동시에 그에 대한 반작용인 지면 반발력을 이용하는 것을 의미하는 것이다. 골반의 움직임은 바로 하지의 움직임과 밀접한 관계를 맺어 하지와 패턴을 같이하게 된다. 골반의 움직임은 Y축(상하축)을 기준으로 한 움직임이 중요하다. 골반의 안정은 위로는 척추 전체의 정렬과 안정에 영향을 미쳐 리딩의 원리와 관계를 맺으며, 아래로는 하지의 정렬과 안정에 영향을 미쳐 그라운딩의 원리와 관계를 맺는다

골반은 크게 장골과 천골로 이루어져 있는데, 천골은 척추 체계에 속하는 뼈이며 장골은 하지 체계에 속하는 뼈로 서로 연결되어 리딩이 그라운딩으로 연결되게 하는 하나의 연결점 역할을 하게 된다. 이러한 골반의 정렬과 기능은 몸 전체에 영향을 미치기 때문에 골반의 안정된 정렬과 기능은 인체 전체의 정렬과 기능에 있어 큰 역할을 한다고 할 수 있는 것이다.

그라운딩의 기능에 있어 중요한 역할을 하는 근육이 바로 장요근(Psoas Major)이다. 이 근육은 리딩의 흉쇄유돌근과 함께 커플을 이루는 근육으로 서로 반응성 근육 관계이기도 하며 이 장요근이 적합하게 기능을 하여 주어야만 그라운딩이 성공적으로 이루어지는 것이다. 장요근은 요추의 전만을 형성하는 데 매우 중요한 기능을 하며, 특히 고관절의 정렬과 움직임에 매우 중요한 역할을 하고 있다. 또한 하지의 전후 정렬을 이루는 데 있어서는 고관절의 정렬을 위한 주요한 뒤쪽 근육들은 슬괵근(햄스트링), 대둔근이 중요하다.

그라운딩의 또 다른 기관은 바로 발과 발목이다. 발목의 유연함

과 안정성이 인체 전체의 유연성과 안정성을 대표한다고 할 수 있을 정도로 인체 전체의 정렬에 있어 매우 중요한 역할을 한다. 대부분의 사람들은 발목의 부적합한 정렬로 인해 발 위에 몸을 제대로 정렬을 하지 못하고 잘못된 움직임을 보이며, 발의 피로와 발목의 피로가 심해 흔히 종아리가 잘 붓고 오래 서 있으면 발이 아픈 증세를 나타내기도 한다. 발은 매우 탄력적인 기관으로 몸의 체중을 바닥으로 전달해 주는 쿠션 역할을 해 주는 동시에 지면 반발력을 몸 전체로 올려주는 탄력적인 스프링의 역할을 동시에 하는 기관이다. 특히, 발은 1차적인 뼈의 기전과 2차적인 근육의 기전이 늘 항상 공존하는 곳으로 매우 피로가 높은 기관이며 그로 인해 질병 또한 많은 곳이다. 때문에 발을 항상 부드럽게 관리하고 항상 피로를 풀어 주는 것은 몸 전체의 건강관리와 신체 정렬에 있어 매우 중요하다고 할 수 있는 것이다. 그라운딩을 위해서는 골반, 고관절, 장요근의 강화가 중요하며, 햄스트링과 대둔근의 훈련도 요구된다. 또한 발과 발목의 유연성과 안정성을 위한 운동이 필요하다.

③ 센터링(Centering)

센터링이란 인체의 무게중심을 중심으로 몸의 구조적 정렬이 완성되는 것으로, 인체를 서술하는 세 가지 축 중에서 전후 축인 Z축에 대한 원리이다. 리딩 이후 그라운딩이 되면 골반이 안정적인 정렬을 이루고 기능하게 되며 동시에 하지가 올바르게 바닥의 지면 반발력을 몸으로 전달하게 된다. 그렇게 되면 그동안 불안정한 정렬에 대해 균형을 이루고 중심을 잡기 위해 긴장해서 위로 올라붙어 리딩을 방해하고 있던 어깨가 최종적으로 이완되어 내려와 흉곽에 안착이 되면서 구조적 정렬을 완성하게 된다.

모든 인체의 움직임은 척추의 힘에서부터 나온 힘을 바닥으로 전달하여 그 반발력을 통해 몸을 이동하게 되는데, 이때 중요하게 작용하는 근육이 바로 복근과 척추 기립근이다. 복근은 척추 체계의 굴곡 패턴을 담당하는 근육이고, 척추 기립근은 척추 체계의 신전 패턴을 담당한다. 척추 기립근은 좌우의 균형이 매우 중요하며, 척추 측만증을 비롯한 인체의 직립과 자세교정에도 매우 중요한 역할을 한다. 복횡근과 척추 기립근은 서로 반응성 근육 관계로 커플을 이루어 균형을 이루어야 한다. 복횡근은 척추의 안정과 복부의 안정 그리고 인체의 움직임에 있어 가장 먼저 수축하여 안정성(stability)을 제공하는 근육이며, 동시에 함께 작용하여 인체의 움직임에 대한 운동성(mobility)을 제공해 준다.

그라운딩을 통해 골반이 안정적으로 정렬을 이루고 하지를 통해 바닥으로부터의 지면 반발력을 올바르게 몸 전체에 제공하게 되면, 그동안 불안정한 정렬과 균형에 중심을 잡기 위해 긴장하여 몸통으로부터 분리되었던 어깨가 이완되면서 흉곽 위에 안정적으로 자리를 잡아 인체 정렬의 마지막을 장식하게 된다. 즉 어깨가 이완되면서 머리와의 관계에 있어서 머리의 리딩의 원리를 방해하던 것이 사라지고 반대로 안정적으로 몸의 중심이 자리 잡도록 작용하게 되는 것을 의미하는 것이다.

어깨의 정렬에 있어 중요한 역할을 하는 근육은 바로 광배근과 견갑거근 그리고 상부 승모근이다. 견갑거근과 상부 승모근은 어깨가 아래로 내려앉을 수 있도록 이완해 주어야 하는 근육이며, 동시에 목이 뒤로 꺾이지 않도록 해 준다. 반대로 광배근은 어깨를 충분히 골반 쪽으로 잡아당겨 주어야 하는 근육인 동시에 척추를 바로 펴는 데 함께 역할을 하는 근육이다. 광배근과 상부 승모근은 서로 반응성 근육으로 커플을 이뤄 균형을 맞추게 된다. 센터링을 통해 자세교정을 위해서는 복근의 단련을 통한 몸통의 안정화가 요구된다. 복횡근과 반응성 근육인 척추 기립근을 훈련해야 하며, 어깨정렬을 위한 광배근, 견갑거근, 승모근의 강화가 필요하다.

(3) 신체의 축의 신장(AE: Axial Elongatiaon)

인간은 직립 보행하기 때문에 나이가 들수록 축의 단축이 이루어지며, 균형도 무너진다. 운동재활의 원리는 신체의 축을 신장시켜, 척추의 분절을 최적 상태로 만들고 분절의 자연스러운 움직임을 유도한다.

(4) 파워하우스의 조절(CC: Core Control)

인체의 파워하우스는 코어(core)라고 불리며, 이 부분을 강화하여 신체의 균형유지와 조절을 꾀하고자 한다. 코어란 신체의 중심부로 모든 움직임이 시작되는 부위다. 코어는 복부만을 의미하는 것이 아니라 척추와 골반에 연결된 약 29쌍의 근육으로 구성되어 있다. 코어근육이란 복부, 등, 골반 근육을 말한다. 코어근육들은 몸속 깊이 자리하고 있어 척추의 자세유지에 기여하는 작은 근육(local stabilizers), 크고 하나의 관절에 연결되어 관절 움직임에 관여하는 안정화 근육(global stabilizers), 두 개의 관절에 연결된 2 joint 근육으로 몸의 움직임을 발현하는 근육(global mobilizers)으로 나뉜다.

코어훈련은 작은 근육에서 큰 근육의 순으로 이루어져야 한다.

(5) 인체의 분리 사용(Seperation)

몸을 자유롭게 사용하고, 신체의 전체적인 발달을 위해서는 인체의 각 부분에 집중하여 각각을 따로 활용할 수 있어야 한다. 상지, 하지, 몸통의 전체적인 움직임보다는 각각의 근육과 관절의 사용에 집중하는 것이 필요하다.

(6) 관절 가동범위 훈련(Expansion)

관절 가동 범위 전체를 이용하여 훈련하는 것이 필요하다. 6대 관절인 주관절(손목), 완관절(팔꿈치), 견관절(어깨), 고관절(엉덩이), 슬관절(무릎), 족관절(발목)과 목, 허리의 움직임 훈련이 필요하다.

(7) 심상훈련(Imagery Training)

한 고등학생이 텔레비전에서 본 프로선수의 슛 장면을 기억해 두었다가 친구들 앞에서 그 동작을 시도해 본다. 운전면허시험을 앞둔 주부가 마음속으로 시험장에서 운전하는 자신의 모습을 여러 번 떠올려 본다. 이들 두 사람은 심상을 이용한 것이다. 심상(心像, imagery)이란 모든 감각을 동원하여 마음속으로 어떤 경험을 떠올리거나 새로 만드는 것이라고 정의할 수 있다.

우리는 어떤 것을 실제로 체험하지 않고도 그 이미지를 상상할 수 있고, 움직임을 느끼며, 냄새, 맛, 소리 등을 마음속으로 떠올릴 수 있다. 눈을 감으면 이러한 심상을 떠올리는 데 도움이 되기도 한다. 심상은 의식이 있는 상태에서 어떤 목표를 갖고 이루어지므로 잠잘 때 나타나는 꿈과는 구분된다. 한편, 심상훈련(imagery training)이란 심상을 통제하면서 체계적으로 이용하는 방법을 배우는 과정이라고 할 수 있다. 학자에 따라서는 심상이란 용어 자체에 훈련이나 연습의 개념을 포함시켜 사용하기도 한다.

심상훈련 또는 심상과 유사한 의미로 사용되는 개념에는 정신연습(mental practice) 또는 심리연습, 이미지 트레이닝(image training), 정신훈련(mental training), 상징적 시연(symbolic rehearsal), 시각화(visualization) 등이 있다. 스포츠심리학에서는 심상(심상훈련)과 정신연습이란 두 용어가 의미의 구분 없이 가장 많이 사용되고 있다. 국내 학자들 사이에서도 정신연습, 심리적 연습, 심리적 훈련, 정신훈련, 심리연습이란 용어가 같은 의미로 쓰이고 있다.

스포츠 운동 재활도 심상훈련을 통해서 그 효과를 극대화할 수 있다.

(8) 통합훈련(Integration)

몸을 관절, 근육별 따로 움직이는 것을 연습한 다음에는 각각의 부위가 전체로서 반응하고 움직일 수 있도록 훈련해야 한다.

따라서 각각의 부위별 훈련과 함께 상지, 하지, 몸통 등의 통합적 훈련이 병행되어야 한다. 실제로 인간의 몸은 각각 따로 움직여지지 않으며 통합적으로 작용하게 된다. 그렇지만 운동 재활의 원칙에 따른 각각의 훈련을 수행하면서 통합훈련이 병행되어야 한다.

✚ 3. 신체 부위별 움직임의 원리

인체의 움직임은 구부리기(굴곡, flexion), 펴기(신전, extension), 몸 쪽으로 가까워지기(내전), 몸 쪽에서 멀어지기(외전), 기준선 안쪽으로 움직이기(내회전), 기준선 바깥쪽으로 움직이기(외회전), 옆으로 기울기(외측굴곡 살리기), 돌리기(회전, rotation)가 적정한 가동범위에서 이루어져야 한다. 물론 어깨의 움직임은 이것보다 더 복잡하지만, 근육을 기억하기 어렵다면 움직임을 기억하는 것이 편리한 방법이다.

신체 부위별 움직임의 원리를 이해하는 것은 관련 근육의 생김새와 방향을 이해하고, 운동방향에 따라 인체의 움직임을 원활히 하는 데 유리하다.

1) 머리와 목

머리와 목의 이상적인 정렬상태는 머리와 목이 균형 잡힌 상태로서 상체의 정렬상태에 영향을 미친다. 측면에서 보면 중력기준선과 귓불이 일치하고, 목은 전방으로 완만한 곡선을 이루며, 후면에서 보면 기준선이 머리 중심선과 경추 극돌기와 일치한다.

최근 컴퓨터 사용이 늘면서 머리가 한 방향으로 기울거나 턱이 전인되는 거북목 증상(head forward inclination)이 많아지고 있는데, 이는 목의 신전근육에 지속적인 부하를 가하게 되어 목 근육의 경직과 통증을 유발시키는 것으로 나타나고 있다.

　　목은 앞으로 숙였을 때 85% 굴곡(flexion), 뒤로 젖혔을 때 70% 신전(extension), 왼쪽, 오른쪽으로 최대 돌렸을 때 80°회전(rotation) 할 수 있어야 하며, 귀가 어깨에 닿는 느낌으로 옆으로 숙였을 때 40°외측 굴곡(lateral flexion)되어야 한다. 각 움직임에 따라 사용되는 골격과 근육이 다르기 때문에 각각의 동작을 정확히 하는 것이 필요하며, 목 돌리기 동작보다는 정확한 골격과 근육을 사용하는 동작이 적합하다.

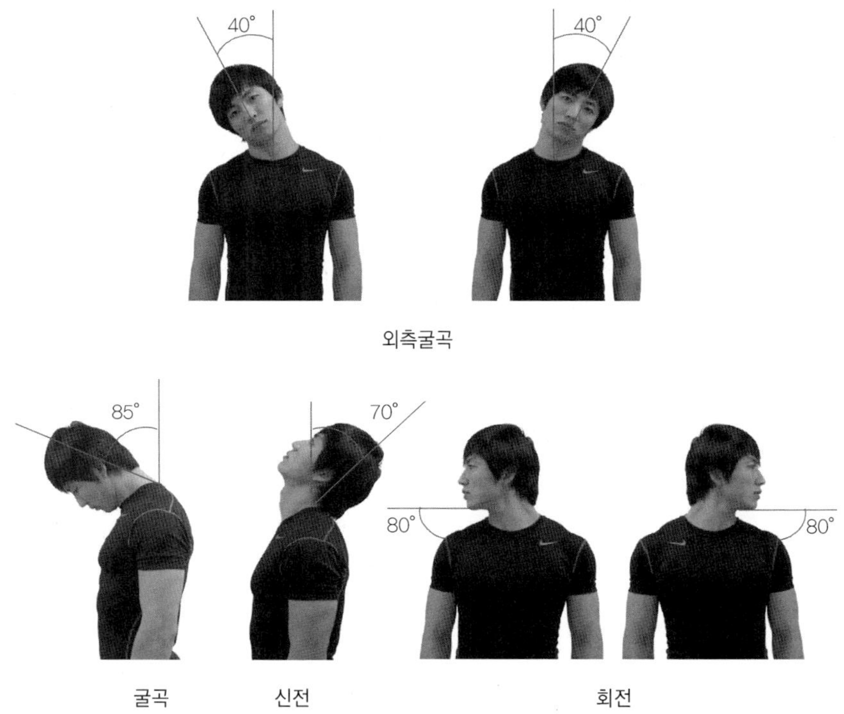

머리의 정렬은 목의 정렬과 밀접한 관련이 있으며, 특히 상부 경추의 정렬과 매우 밀접한 관계를 맺는다. 따라서 머리를 정렬하기 위해서는 동시에 목을 같이 정렬하여야 하고 제일 먼저 목을 이완하여야 한다. 목 뒤의 근육들은 이완되어 머리가 제자리를 찾을 수 있도록 해 주어야 하며 동시에 어깨가 아래로 내려가 흉곽에 잘 자리를 잡도록 해 주어야 한다.

머리 앞의 주요 근육들은 전두직근, 외측두직근이 있으며, 후두부의 주요 근육들은 상두사근, 하두사근, 소후두직근, 대후두직근이 있다. 목 앞쪽의 주요한 근육들은 흉쇄유돌근, 두장근, 경장근, 전두직근, 외측두직근이 있으며, 목 뒤쪽의 주요한 근육들은 상부승모근, 견갑거근, 두최장근, 두판상근, 경극간근, 외측추골근(전, 중, 후사각근)이 있다.

머리를 풀어줄 때 중요한 부위는 후두부이다. 후두부의 근육들은 이완이 되어 후두부를 열어 주어야 하며, 반대로 앞쪽의 근육들은 정상적인 근육긴장을 형성하여 머리가 앞과 위를 향할 수 있도록 작용하여야 한다.

목은 앞뒤의 균형이 중요한데, 두최장근과 두판상근은 목 뒤에서 이완이 되어 후두부를 열어주어야 하며, 목 앞에서는 흉쇄유돌근이 턱을 당겨주는 적당한 긴장을 형성하여 머리와 목의 균형을 이뤄야 한다.

목의 좌우 균형 역시 중요한데, 외측추골근은 이완하여 균형을 이루도록 하여야 한다. 외측추골근은 늑골과 관련되어 척추 전체의 정렬에 영향을 미치는 근육으로 외측추골근은 이완되어 흉곽이 아래로 하강 작용을 원활히 할 수 있도록 해 주어야 한다.

2) 어깨

어깨의 정렬에 있어 중요한 것은 견갑골의 정렬이다. 어깨의 정렬은 머리, 목과 직접적으로 연관되며, 척추 체계 및 하지 체계와도 관계가 깊다. 이상적인 정렬에서 견갑골은 등 상부에서 편평하게 놓여 있고, 2번 흉추와 7번 흉추 사이에 대략 10㎝ 정도의 크기이다. 견갑골이 흉곽에 편평하게 펴져 있으며, 경계부분이 지나치게 드러나지 않는 것이 바른 정렬자세이다.

어깨의 정렬은 머리, 목과 직접적으로 연관된다. 머리와 목이 제대로 정렬을 이루고 머리 방향성을 유지하기 위해서는 어깨의 바른 정렬이 중요하다. 어깨를 앞으로 숙이게 되면 머리는 자연스럽게 뒤로 당겨지게 되고 어깨를 뒤로 내리게 되면 머리는 자연스럽게 앞으로 숙여지게 된다. 이러한 기본적인 어깨는 가동범위가 넓은 곳으로 충분한 정상 가동 범위를 유지해야 한다. 팔을 위로 들었을 때 위로 180°굴곡, 아래로 내렸을 때 뒤쪽으로 60°신전, 손등을 위로 한 채 옆으로 들었을 때 180°까지 외전(abduction), 안쪽으로 75°까지 내전(adduction)되어야 한다. 주관절을 90°까지 구부린 상태에서 팔꿈치를 몸에 붙여 움직이지 않도록 고정하고 팔을 최대로 밖으로 돌릴 때, 90°까지 외회전(external rotation: 바깥쪽 돌림)되어야 하며, 열중쉬어처럼 팔을 내측으로 돌려 견갑골 쪽으로 손을 올릴 때는 90°까지 내회전(internal rotation: 안쪽돌림)되어야 한다.

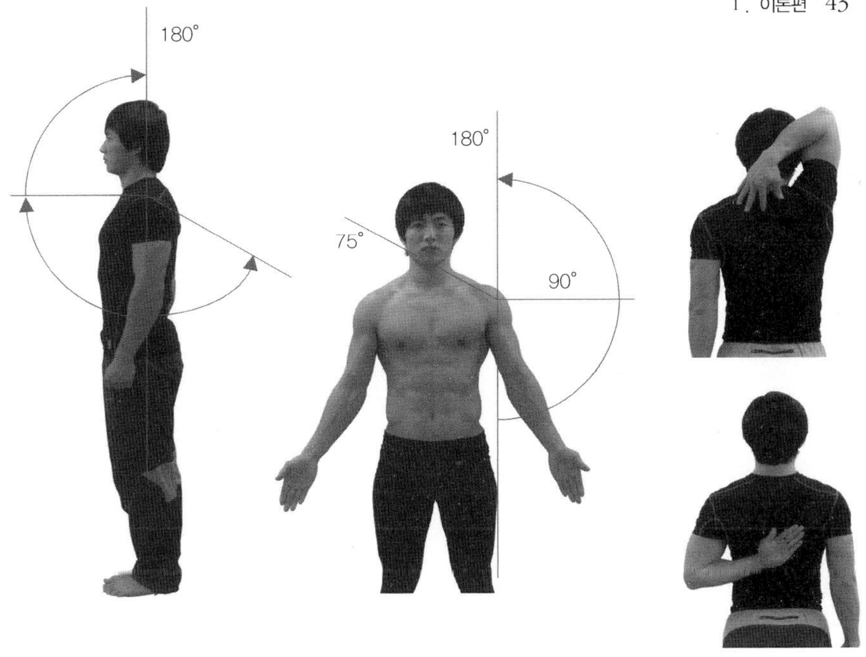

　어깨는 위로 올리기, 내리기, 견갑골 모으기, 견갑골 펼치기의 동작 훈련이 필요하다. 어깨 정렬과 척추의 정렬에 주요하게 작용하는 근육은 광배근(Trapezius)이다. 광배근은 목이 균형 있게 바로 서기 위한 근육이기도 하다. 광배근은 골반을 뿌리로 하여 어깨를 뒤와 아래로 잡아당겨 고정시켜줌으로써 어깨와 척추의 정렬과 동시에 목과 머리의 정렬을 이루게 한다.

　척추의 정렬에 있어 주요하게 작용하는 몸 앞쪽의 근육들은 늑간근, 복직근, 복사근, 복횡근, 추체근이 있으며, 몸 뒤쪽 근육들은 척추 기립근, 하후거근, 요방형근, 중부 승모근, 하부 승모근이 있다.

　몸통의 정렬에 작용하는 근육은 척추 기립근, 부척추 기립근, 요방형근, 견갑거근, 전거근, 늑간근, 사각근, 복근, 골반저근이 있다.

3) 고관절

고관절은 하지의 정렬상태를 살펴보는 중요한 부위다. 고관절은 전면에서 볼 때 같은 높이에 있어야 하며, 측면에서 볼 때도 동일 면에 존재해야 한다. 고관절은 누운 자세에서 무릎을 구부려 가슴 쪽으로 올리면 135°까지 최대 굴곡되어야 하며, 무릎을 편 상태에 서는 90°까지 굴곡되고, 엎드려서 뒤로 들 때 30°까지 신전되어야 한다. 옆으로 벌렸을 때는 몸의 바깥쪽으로 45°외전(abduction), 몸의 안쪽으로는 30°내전할 수 있어야 한다. 의자에 앉아 무릎을 90° 구부려 안쪽으로 돌렸을 때는 45°내회전되어야 하며, 바깥쪽으로는 45°외회전할 수 있어야 한다.

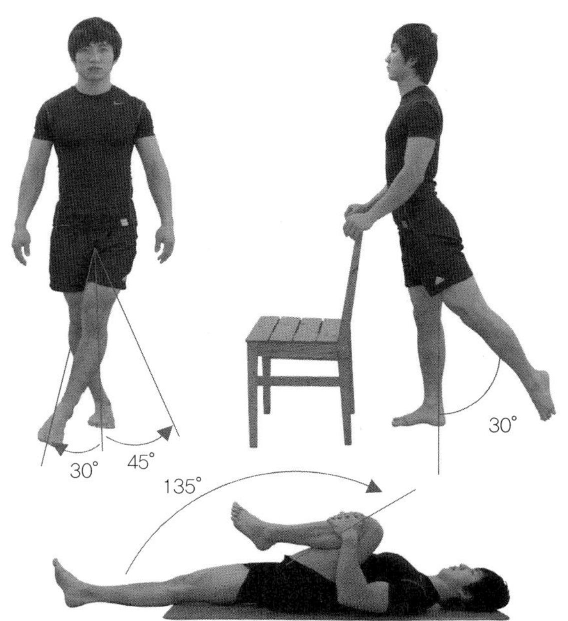

고관절은 장골에 직접적인 영향을 준다. 장골은 척추의 에너지를 하지로 전달하고, 하지의 움직임을 척추로 전달하는 중요한 중간매개 역할을 하는 곳으로 척추의 정렬에도 영향을 준다. 장골과 고관절, 즉 골반은 척추와 하지의 중간매개접점으로서 신체 정렬의 수평적 안정성과 하지의 운동성에 있어서도 매우 중요한 부분이다. 따라서 고관절의 모든 방향에 대한 적절한 운동범위를 확보함으로써 걷고, 뛰고, 달리는 등 하지의 핵심기능을 높일 수 있다.

고관절의 정렬을 위한 앞쪽 근육은 대퇴사두근, 장요근이며, 뒤쪽 근육들은 슬괵근(햄스트링), 대둔근이다. 기능적으로 하지의 정렬을 위해 하지의 내측과 외측의 정렬에 기여하는 근육들은 봉공근, 박근, 반건양근, 거위발 근육, 대퇴근막장근이 있다.

장요근은 장기가 앞으로 나오지 않도록 버텨 주는 근육이다. 장요근은 인간이 진화하여 직립하면서 변형되어 수직화된 대표적인 근육으로 이전에는 Stabilizer였다가 현재는 Mobilizer의 역할까지 하게 된 복잡한 형태의 근육이다. 장요근은 워킹에서도 중요한 역할을 한다. 일반적으로 워킹이란 공중에 떠서 발목은 부드럽고 자연스럽게, 호흡도 자연스럽게 해야 하며, 이때 장요근의 수축과 함께 워킹이 시작된다. 바른 호흡, 바른 워킹은 건강의 지름길이다.

4) 발목

무릎의 슬개골은 전면을 향하고 안쪽으로 엎침(회내)이나 바깥쪽으로 뒤침(회외)되지 않아야 한다. 무릎 관절은 서서 또는 엎드려서 뒤로 접었을 때 160°까지 굴곡되어야 하며, 0~15° 정도 과신전되는 것은 정상으로 간주한다.

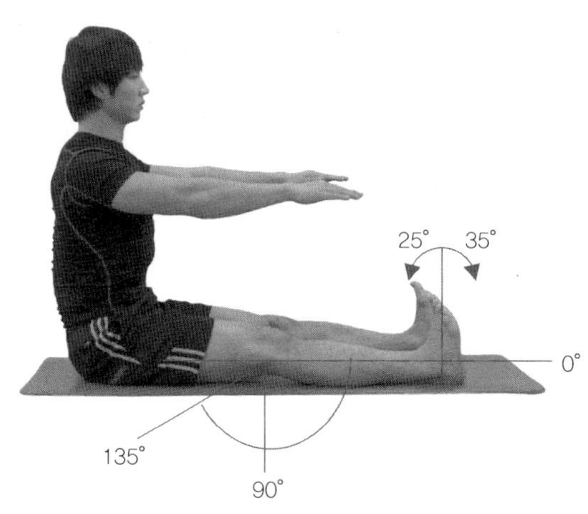

발목의 기준선은 외측 복사뼈의 약간 앞쪽을 지나가며, 대략 종골입방골관절에 의해 형성된 아치의 정점을 통과한다. 무릎이 펴진 상태(신전)에서 발목의 정상적 배측굴곡 각도는 10° 정도이다. 발목은 발뒤꿈치를 정점으로 발등 쪽으로는 20°배측굴곡(dorsi – flexion), 발바닥 쪽으로는 50°저측굴곡(planter – flexion) 되고, 엄지발가락 쪽으로는 5°내번(inversion), 새끼발가락 쪽으로는 5°외번(eversion)할 수 있어야 한다.

굽이 있는 신발을 신을 경우, 굽이 높아질수록 양발 사이의 각도가 줄어드는(in – toeing or parallel position) 경향이 증가되며, 이를 신고 빨리 달리면 발뒤꿈치가 바닥에 닿지 않아 발의 앞부분에 체중이 실리게 되며, 발가락이 모두 안쪽을 향하는(in – toeing) 모양이 된다.

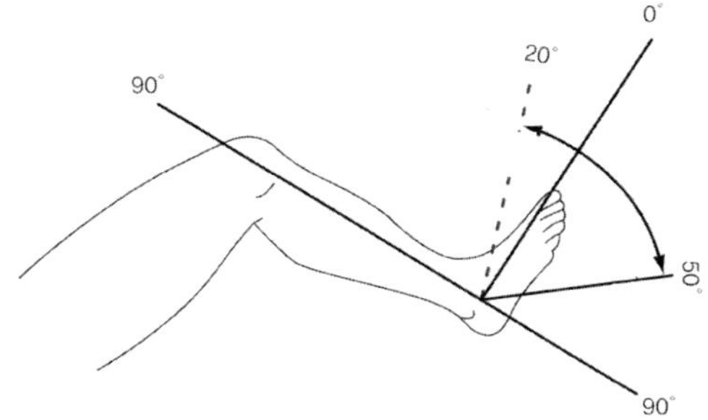

발목과 발의 정렬에 있어 주요한 앞쪽 근육은 경골전근이며, 뒤쪽 근육은 가자미근, 비복근, 경골후근이다.

✚ 4. 스포츠를 통한 스트레스와 우울관리

1) 스트레스 관리

(1) 스트레스란 무엇인가

스트레스란 내부적, 외부적 자극이다.

일반적으로 스트레스를 받으면 근육이 긴장되거나 속이 거북한 것 같은 신체적 증상, 심박수나 혈압 증가와 같은 생리적 증상, 공격성이나 회피와 같은 행동적 증상을 보인다.

스트레스는 부정적인 것으로 생각되지만 실제 유스트레스(eustress)라고 하는 도전감과 모험적인 체험 등의 긍정적 스트레스와 디스트레스(distress)라는 부정적 스트레스로 구분된다.

사소한 것에서도 스트레스가 발생할 수 있으며, 개인차에 따라서 동일한 상황이 유스트레스가 되기도 하고, 디스트레스가 되기도 한다.

스트레스 자체를 발생시키지 않는다는 것을 불가능할 뿐 아니라 소극적인 사고다.

스트레스의 극복은 내성을 키우고, 좀 더 강인한 자신을 만들어 갈 수 있다.

(2) 스트레스 관리전략

스트레스 관리전략은 4A로 구분할 수 있는데, 크게 상황을 바꾸거나 자신을 바꾸거나 두 가지 전략으로 나눌 수 있다.

표 5. 스트레스 관리전략

상황전략	불필요한 스트레스는 피하라(Avoid the stressor)
	상황을 바꾸어라(Alter the stressor)
자아반응전략	스트레스에 적응하라(Adapt the stressor)
	스트레스를 받아들여라(Accept the stressor)

① 상황전략 1-불필요한 스트레스 피하기(Avoid the stressor)

하나. 'NO'라고 말하는 법 배우기-나의 한계를 알고, 개인적인 경우든 직장에 관련된 것이든 간에 내가 할 수 없거나 책임을 떠안아야 할 때 거절할 수 있어야 한다. 내가 할 수 있는 것보다 많은 것을 짊어지고 있는 것은 스트레스에 불을 붙이는 격이다.

둘. 나에게 스트레스 주는 사람 피하기 - 만일 누군가가 계속해서 나에게 스트레스를 주고, 관계를 지속하기가 너무 힘들다면, 그 사람과 어느 정도 시간을 두거나 완전히 관계를 정리하는 것이 좋을 수도 있다.

셋. 나의 환경 조절하기 - 예를 들어 저녁뉴스를 보면서 짜증이 난다면 TV를 켜지 말고, 만일 차 막히는 것이 너무 짜증이 난다면 가능한 차를 타지 않을 수 있도록 노력해 보라. 시장 가는 것이 너무 힘이 든다면 온라인 쇼핑을 하면 된다.

넷. 너무 민감한 주제들은 피하기 - 종교나 정치와 같이 나를 흥분시키는 것이 있다면 대화의 주제에서 빼버리는 것이 낫다. 만일 누군가와 항상 같은 주제로 싸우게 된다면, 계속해서 대화에 참여하지 않거나 주제를 바꾸어라.

다섯. 내가 꼭 해야 할 일 줄이기 - 스케줄을 분석하고, 할 수 있는지, 하루에 할 일이 무엇인지 생각해 보라. 만일 할 일이 너무 많다면, 꼭 해야 한다고 생각하지 말고, 그중에서 정말 필요하지 않은 일부터 던져 버려라.

② 상황전략 2 - 상황 바꾸기(Alter the stressor)

하나. 감정을 가득 채우지 말고 표출하라 - 만일 누군가가 또는 어떤 것들이 당신을 괴롭힌다면, 열린 마음으로 당신의 관심사를 표현하라. 만일 당신이 감정을 표현하지 못한다면, 분노가 쌓이고, 같은 스트레스가 반복될 것이다.

둘. 기꺼이 타협하라 - 만일 당신이 그들에게 행동을 바꾸라고 요구한다면, 기꺼이 그렇게 할 것이다. 만일 두 사람이 조금이라도 맞추려고 노력한다면, 양쪽에게 만족할 만한 최적점을 찾을 수 있을 것이다.

셋. 자기주장을 펼쳐라 - 인생의 뒷좌석에 앉아 있지 마라. 머리 위에 놓여 있는 문제에 대해서 그것을 막거나 처리할 수 있도록 최선을 다해라. 만일 시험공부를 해야 하는데 함께 자취하는 말 많은 친구가 막 집에 왔다면, "나 지금 5분밖에 시간이 없는데……"라고 말할 수 있어야 한다.

넷. 시간을 제대로 관리하라 - 바보 같은 시간관리는 스트레스의 원인이 된다. 만일 당신이 너무 예민하고 너무 앞서서 달려가고 있다면, 편안하거나 집중하기 어렵다. 그러나 만일 당신의 앞으로의 계획이 당신의 역량을 넘지 않았다면, 당신은 당신이 처한 스트레스를 바꿀 수 있다.

③ **자아반응전략 1 - 스트레스에 적응하기(Adapt to the stressor)**

하나. 문제 확인하기 - 보다 긍정적인 관점에서 스트레스 상황을 바라보기 위해 노력하라. 차가 막힌다고 화내지 말고, 잠시 생각하고 재정리할 수 있는 시간으로 생각하고, 좋아하는 음악을 듣거나 혼자만의 시간을 즐겨라.

둘. 큰 그림 보기 – 스트레스 상황을 멀리서 바라봐라. 당신 스스로에게 평생 동안에 가장 중요한 것이 무엇일까를 질문해 보라. 한 달이면 될까? 일 년? 이 일은 진짜 화낼 일일까? 만일 답이 '아니오.'라면, 시간과 에너지를 다른 곳에 집중시켜라.

셋. 기준 재정립하기 – 완벽주의는 피할 수 없는 스트레스의 원천이다. 당신을 완벽주의로 인해서 계속 실패에 세워두지 마라. 적절한 기준을 설정하고, '이 정도면 괜찮지'라고 할 수 있도록 하라.

넷. 긍정에 초점을 맞추어라 – 스트레스 때문에 지치게 되면, 당신 인생에서 감사했던 순간을 돌아보고, 당신이 가진 긍정적이고 멋진 선물들에 감사해라. 이 간단한 비법이 모든 것을 멀리에서 바라볼 수 있도록 할 것이다.

다섯. 나의 태도 정비하기 – 생각은 어떻게 당신의 신체와 정서에 영향을 줄까? 당신이 스스로에 대해 부정적인 생각을 할 때마다 당신의 몸은 긴장된다. 만일 당신이 좋은 것을 보면, 당신은 좋다고 느끼게 된다. '항상' '절대' '이래야만 해'라는 말을 줄여라. 이런 말들은 의도한 대로 일이 되지 않는 사람들이나 하는 것이다.

④ 자아반응전략 2 - 스트레스 받아들이기(Accept the stressor)

하나. 통제할 수 없는 것을 통제하려고 하지 마라 - 우리 삶 속의 많은 것들은 통제 불가능하다. 그것 밖으로 나와서 당신이 문제를 해결하기 위해서 선택한 것과 같이 통제 가능한 것에 초점을 맞추어라.

둘. 뒤집어서 생각해라 - 중대한 도전에 직면했을 때, 이를 성장의 기회로 받아들여라. 만일 당신이 스트레스 상황을 만드는 잘못된 선택을 했다면, 뒤집어서 실수 때문에 배웠다고 생각해라.

셋. 감정을 공유하라 - 친구를 믿고 얘기하라. 비록 당신이 스트레스 상황을 바꿀 수 있는 것은 아무것도 없었지만 당신이 경험한 것이 정말 카타르시스적이었다고 말하라.

넷. 용서를 배워라 - 우리가 불완전한 세상에 살고 있음을 받아들이고, 누구나 실수할 수 있다고 생각하라. 분노와 화남을 버리고, 용서를 통해서 부정적인 에너지에서 벗어나라.

⑤ 그 밖의 전략: 재미있고 편안한 시간 보내기

스트레스를 해소하기 위해서는 다른 무언가를 보내는 것도 전략이 될 수 있다.

하나. 이완의 시간을 가져볼 것.

둘. 다른 사람들과 접촉해 볼 것.

셋. 매일 뭔가 재미있게 보내볼 것.

넷. 유머 감각을 키울 것.

다섯. 이완할 수 있는 방법을 배울 것.

여섯. 이완 기법을 통해 몸과 마음의 긴장을 풀 것.

(3) 스트레스와 운동

운동의 장점은 두 가지다. 첫째는 운동을 통해 스트레스를 해소할 수 있다는 것이고, 둘째는 꾸준히 운동을 하는 사람일수록 스트레스에 강해진다는 것이다.

일반적으로 저항운동보다는 유산소 운동을 약 30분 하게 되면 스트레스 감소에 가장 효과가 좋은 것으로 밝혀졌으며, 또 2~3개월 꾸준히 하면 스트레스를 낮추는 효과가 있다는 것으로 알려지고 있다.

운동이 스트레스에 미치는 영향이 정확히 밝혀지지는 않았지만 교감신경계의 적응과 체력 향상은 물론 운동 목표를 달성하는 과정에서 얻을 수 있는 자신감과 자기 통제감들이 스트레스에 대한 반응성을 낮추고 회복력을 높이는 것으로 설명될 수 있다.

스트레스 관리 차원에서 스포츠 운동요법의 효과는 실제편의 내용들을 바탕으로 자신에게 맞는 목표를 세워 꾸준히 약 30분 정도의 시간을 투자함으로써 얻어질 수 있다.

2) 우울과 운동

(1) 우울증 진단

우울한 기분은 누구나 느낄 수 있다. 그렇지만 우울은 그 정도가 심해지면 자살과 직접적인 관계가 있는 것으로 알려지고 있어 더욱 위험하다.

표 6. DSM-Ⅳ 우울증 체크리스트

	DSM - Ⅳ 우울증 체크 리스트		
1	거의 매일 우울하고, 거의 날마다 그렇다.	Yes	No
2	자신이 하는 대부분의 일에 흥미나 재미가 크게 줄었다.	Yes	No
3	다이어트 때문은 아닌데 체중이 크게 줄거나 늘었다.	Yes	No
4	불면증을 겪거나 지나치게 잠을 많이 잔다.	Yes	No
5	초조하거나 동작이 느리다.	Yes	No
6	노동을 많이 하지도 않았는데 피로하거나 에너지가 없다.	Yes	No
7	무기력하고 불안하다.	Yes	No
8	자신은 가치 없다는 생각 또는 지나친 죄책감을 갖는다.	Yes	No
9	사고력과 집중력이 줄었다.	Yes	No
10	죽음 또는 자살에 대한 생각을 자주 한다.	Yes	No

위의 질문에서 7개 이상의 증상이 Yes이고, 그 증상이 2주 이상 계속되고 있다면 전문가와 상의할 필요가 있다.

(2) 우울증과 운동

일반적으로 운동은 우울증을 낮추는 데 효과가 있는 것으로 보고되고 있다. 우울증 환자를 대상으로 운동훈련을 시킨 결과 유산소 운동과 웨이트 트레이닝 모두 우울증 감소효과가 있었으며, 운동과 약물투여를 병행한 경우 운동을 했던 환자가 우울증 재발비율이 낮은 것으로 밝혀졌다.

우울증 개선을 위한 최선의 운동방법은 밝혀지지 않았지만 유산소 운동, 웨이트 트레이닝 모두 효과가 있는 것으로 나타나고 있으며, 우울증 환자의 특성을 고려할 때 처음부터 고강도의 실천 불가능한 운동보다는 점진적으로 지속시간이나 강도를 높이는 것이 필요하다.

우울증의 경우 움직임이나 삶의 동기가 부족한 경우가 많기 때문에 재미있는 운동, 하고 싶은 운동이 무엇인지를 파악하고, 쉽게 운동할 수 있도록 하는 것이 중요하다.

본인이 의지가 부족하다면 운동 지도자의 일대일 지도를 통해 운동참여를 촉진하고, 긍정적인 피드백을 제공하는 것이 좋다.

운동은 실천만으로 무력감을 줄이고 기분을 좋게 하며, 지속하게 되면 근육이 발달하고 외모가 달라지면서 자신감을 높일 수 있다.

5. 이완 기법

(1) 선명도 연습 프로그램: 자기 집

정신을 집중할 수 있는 조용한 장소를 선택한다. 자리를 잡아 편안한 자세로 앉는다. 눈을 감고 숨을 천천히 들이마시고(4초간), 멈

추었다가(4초간) 천천히 내쉰다(4초간).

다시 한 번 반복하며 전신이 이완됨을 확인한다.

자기 집의 거실에 있는 자신의 모습을 상상한다. 또한 거실에 있는 자신의 주변을 둘러보고, 가능한 여러 가지를 그린다. 모든 가구의 모양과 표면을 주의 깊게 살펴본다. 거실의 온도를 느낀다. 공기의 흐름을 느낀다. 모든 감각을 동원하여 자세하고 선명하게 떠올린다. 심호흡을 하여 이완을 하며 마친다.

(2) 호흡 이완 훈련

첫째, 천천히 숨을 들이마시며(3〜5초) 코와 입을 통하여 공기에 집중하며, 흉곽의 팽창을 느낀다.

둘째, 정지상태를 유지하며(3〜5초) 폐와 기도에 가득 차 있는 공기에 주의를 집중한다.

셋째, 천천히 숨을 내쉬며(3〜5초) 입을 통하여 빠져나가는 공기에 집중하면서 몸 전체를 편안한 상태로 이완시킨다.

(3) 점진적 신체 이완 훈련

신체 각 부분의 대근육을 차례대로 긴장시켰다가 이완시키는 과정을 반복하는 훈련으로 손, 팔, 발, 종아리, 허벅지, 안면, 어깨, 가슴, 배 등 전신의 대근육들을 차례대로 수축하였다가 이완하는 것을 반복하는 훈련이다. 최근 10분 이내로 실시할 수 있게 되었으며, 3〜4개월간 매일 지속하면 각성감지능력이 길러지고, 이완시간이 단축되며, 각성수준이 전체적으로 낮아진다.

Ⅱ. 실기편

✚ 1. 목 운동 재활

01. 목의 분리

☐ 운동방법
- 목을 위로, 뒤로, 앞으로 늘여 준다.

☐ 운동효과
- 목의 정렬을 통해 전체적인 신체 정렬에 기여한다.

☐ 운동 Tip
- 바른 자세에서 실시해야 한다.
- 목이 위로 길어진다는 이미지를 통한 심상훈련을 병행한다.
- 머리와 목의 분리에 집중한다.

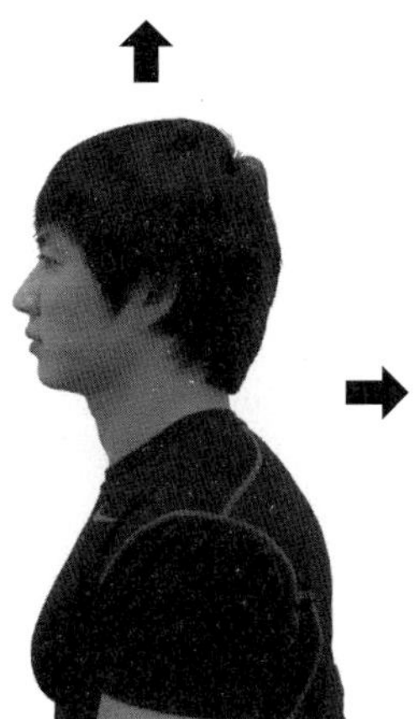

02. 목의 ROM 운동

- ☐ 운동방법
  - 목을 앞뒤, 좌우, 옆으로 늘여 준다.
- ☐ 운동효과
  - 목, 어깨, 등의 긴장을 풀어 준다.
- ☐ 운동 Tip
  - 바른 자세에서 실시해야 한다.
  - 호흡과 함께 천천히 실시한다.
  - 목을 길게 유지한다.
  - 어깨는 아래로 내린다.
  - 목을 뒤로 늘일 때는 과신전되지 않도록 주의한다.

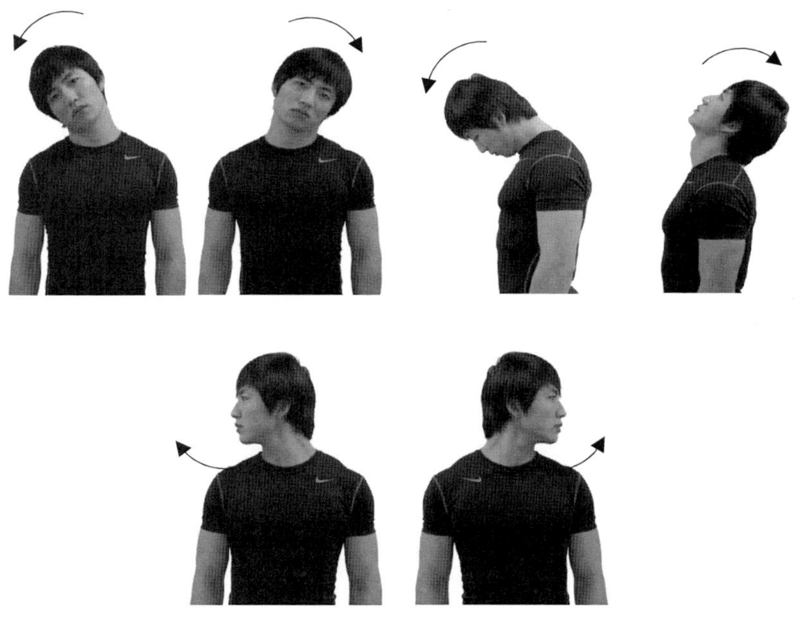

03. 등척성 목 운동

☐ 운동방법
- 힘만을 이용해서 앞뒤, 좌우로 밀어준다.

☐ 운동효과
- 목 주변의 근육들을 강화시킨다.

☐ 운동 Tip
- 바른 자세에서 실시해야 한다.
- 호흡과 함께 천천히 실시한다.

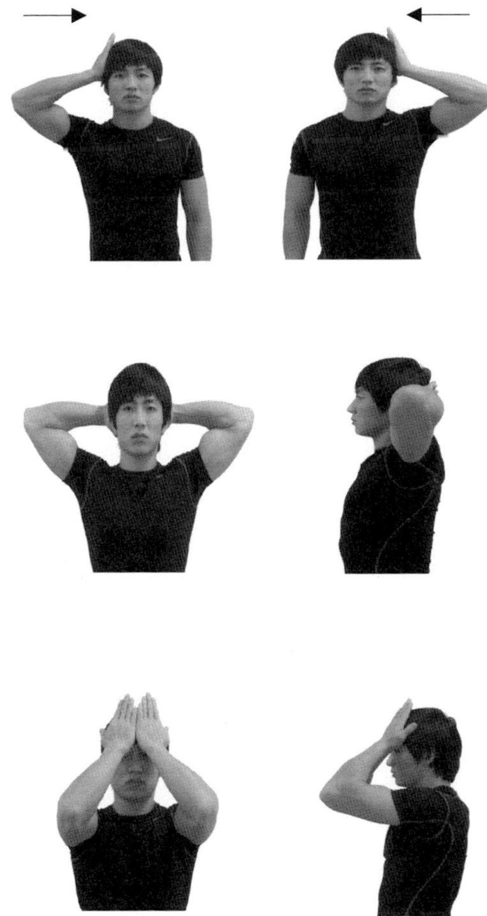

04. 일상생활 목 운동

☐ 운동방법
  - 누운 자세, 엎드린 자세에서 목을 정수리 방향으로 늘여 준다.

☐ 운동효과
  - 목 주변의 근육들을 신장시킨다.

☐ 운동 Tip
  - 바르게 눕거나 엎드린 자세에서 실시해야 한다.
  - 목을 지나치게 긴장시키지 않는다.
  - 호흡과 함께 천천히 실시한다.
  - 목의 근육에만 집중하며, 정수리 방향으로 늘어난다고 이미지화한다.
  - 목을 뒤로 늘일 때는 과신전되지 않도록 주의한다.
  - 취침 전, 후에 실시하면 도움이 된다.

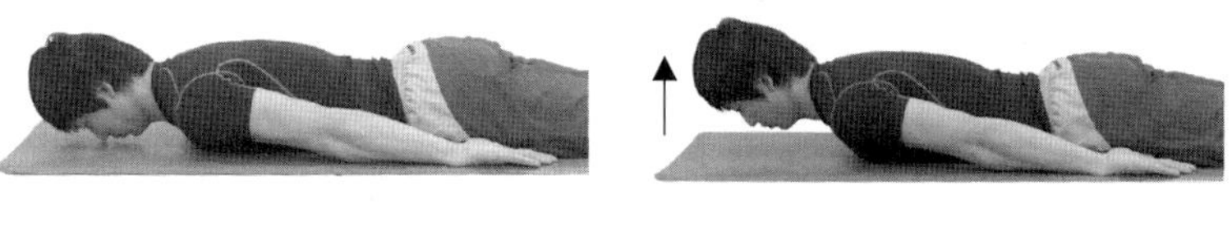

①   ②

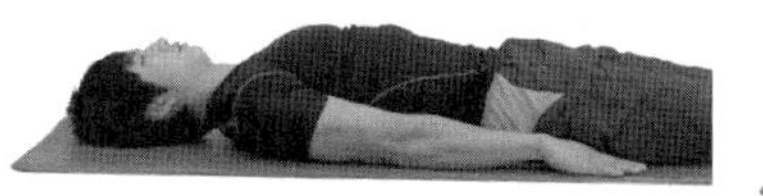   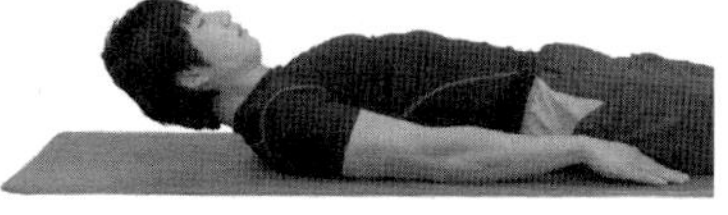

①   ②

✚ 2. 손목 운동 재활

05. 손가락 운동

- ☐ 운동방법
  - 손가락 모으기
  - 손가락 벌리기
  - 엄지손가락부터 접었다 펴기
  - 새끼손가락부터 접었다 펴기
  - 손으로 물건 잡기
- ☐ 운동효과
  - 손가락 근육을 발달시킨다.
- ☐ 운동 Tip
  - 손가락 하나하나의 근육에 집중한다.

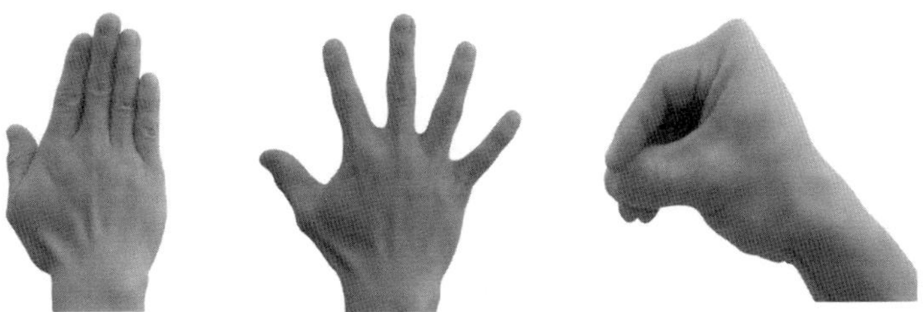

06. 손목 운동

☐ 운동방법
- 손목 좌우로 움직이기
- 한 손으로 다른 손목 젖히기, 다른 손목 구부리기
- 손목 돌리기

☐ 운동효과
- 손목 근육을 발달시키고, ROM을 증가시킨다.

☐ 운동 Tip
- 바닥이나 벽을 이용할 수 있다.
- 물건을 들고 할 수 있다.

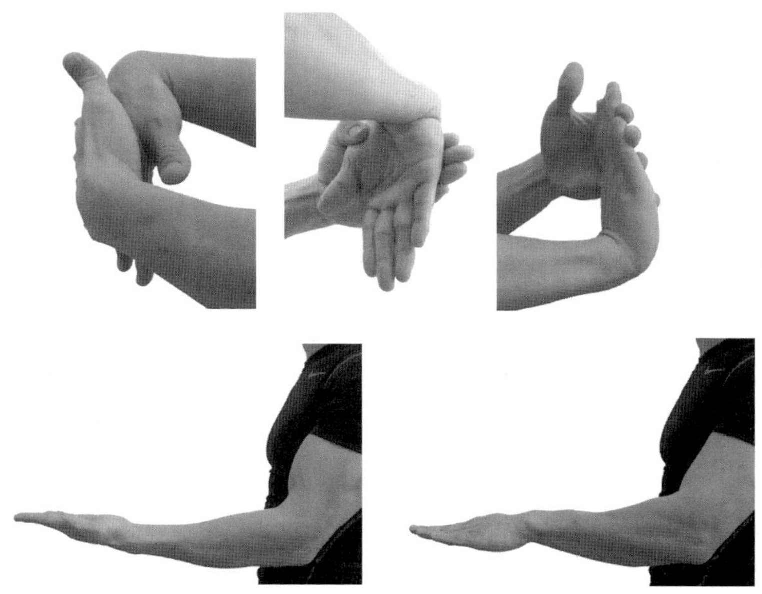

§ 도구를 이용한 손목운동

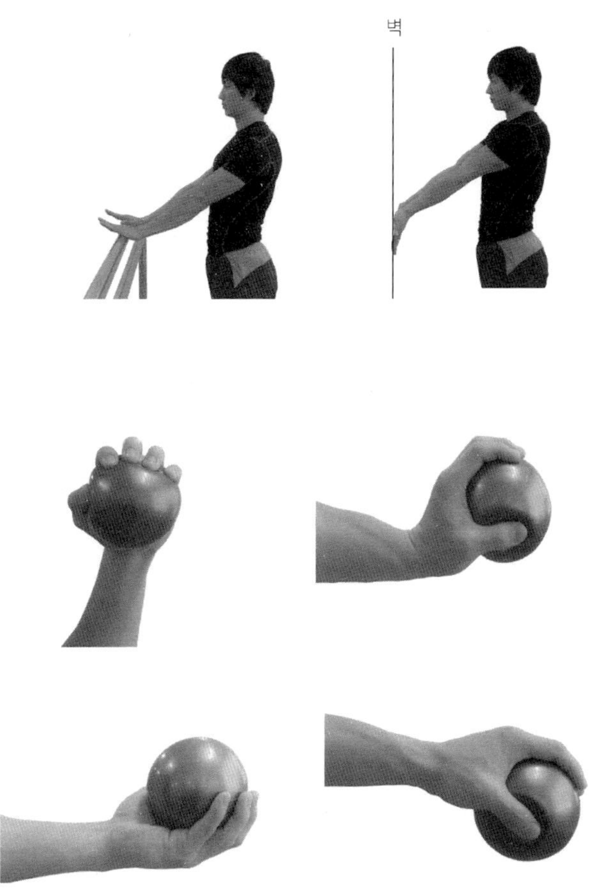

§ 도구를 이용한 손목운동

3. 팔 운동 재활

07. 팔 운동

☐ 운동방법
- 숨을 들이마시면서 손을 어깨 쪽으로 올리고, 내쉬면서 내린다. 이 동작을 반복한다.

☐ 운동효과
- 상완을 따라 이두근을 강화한다.
- 상완을 따라 삼두근을 강화한다.

☐ 운동 Tip
- 팔의 어깨에서 팔꿈치까지는 가능한 움직이지 않는다.
- 상완이두근과 상완삼두근에 주목한다.

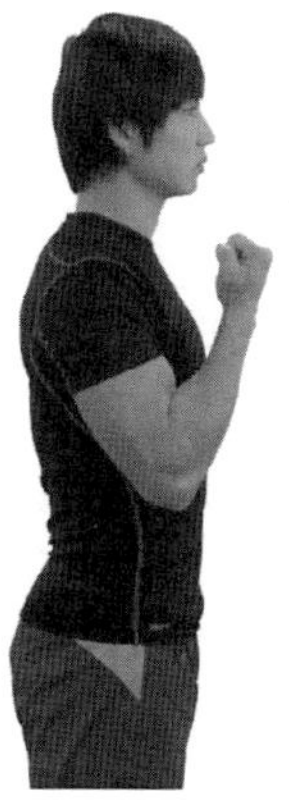
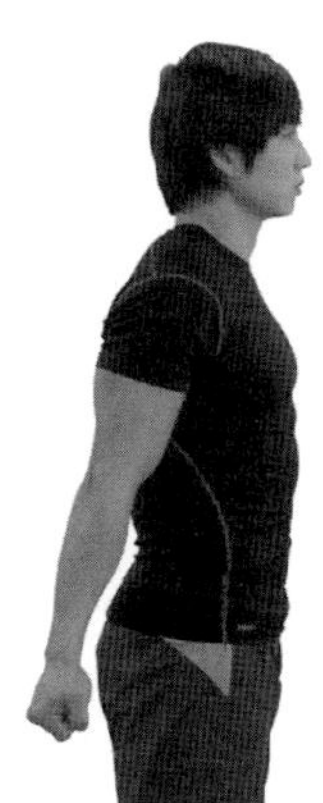

4. 어깨 운동 재활

08. 어깨 올리기, 내리기

☐ 운동방법
- 어깨를 올리고 5초간 유지했다가, 내려서 다시 5초간 유지하기를 연속적으로 10회 반복한다.

☐ 운동효과
- 어깨와 견갑골을 훈련시킨다.

☐ 운동 Tip
- 양팔을 편하게 내려놓는다.
- 목이 위로 길어진다는 이미지를 가진다.
- 어깨와 견갑골의 움직임에 집중한다.

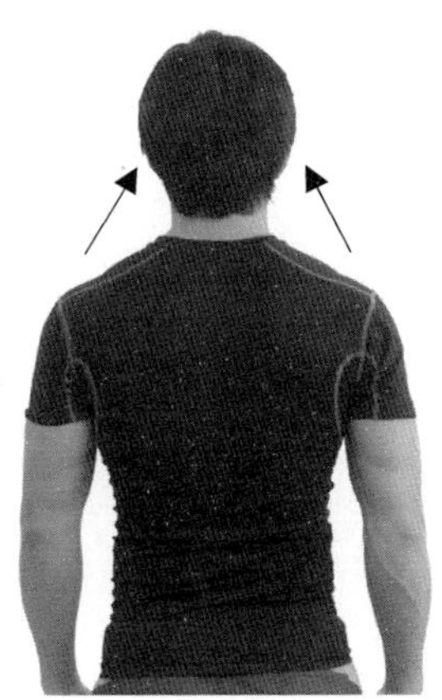

09. 어깨 모으기

□ 운동방법
- 팔꿈치를 접은 상태에서 앞쪽, 뒤쪽으로 모은다.

□ 운동효과
- 어깨와 견갑골의 수축과 이완에 기여한다.

□ 운동 Tip
- 어깨를 긴장시키지 않는다.
- 어깨와 견갑골의 움직임에 집중한다.

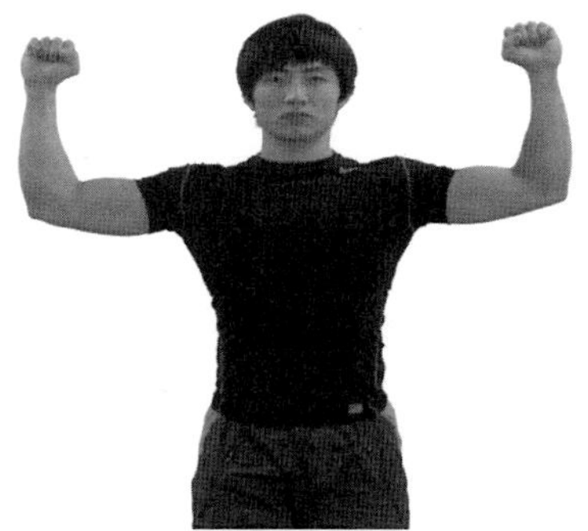

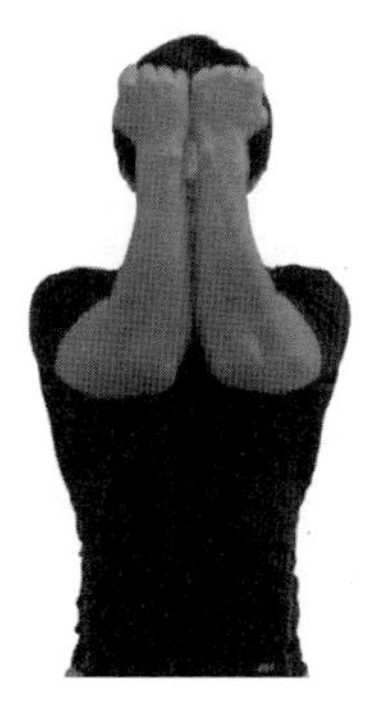

10. 어깨 굴곡과 신전

☐ 운동방법
- 양손을 들어 어깨를 360° 회전시킨다.

☐ 운동효과
- 어깨 근육을 강화하고, 상체를 정렬시킨다.

☐ 운동 Tip
- 목과 어깨를 멀리 유지한다.
- 등이 젖혀지지 않도록 주의한다.
- 삼두근에 주목한다.
- 수건이나 밴드를 이용한다.

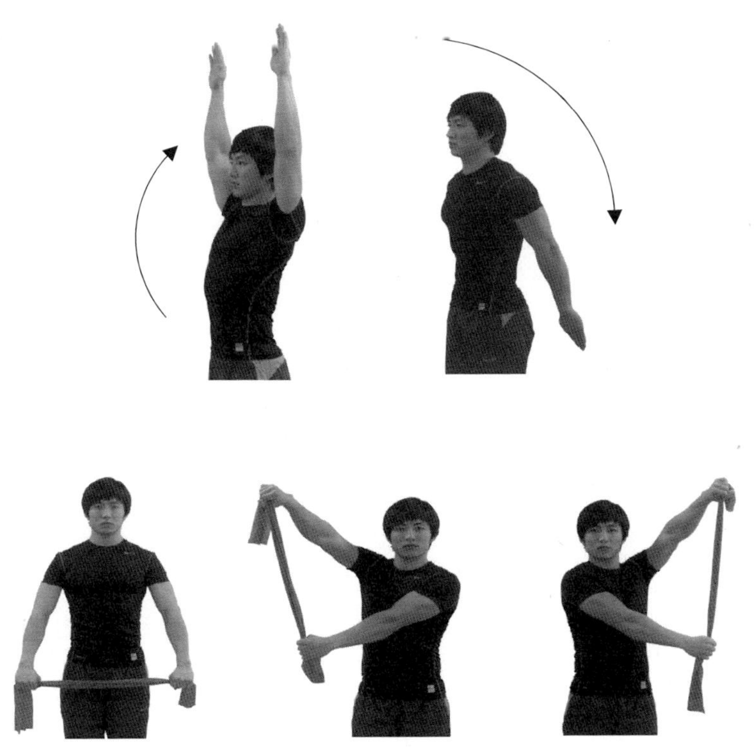

11. 어깨 옆으로 움직이기

☐ 운동방법
- 양팔을 잡고 어깨 전체를 오른쪽, 왼쪽으로 움직인다.

☐ 운동효과
- 어깨와 견갑골의 수축과 이완에 기여한다.

☐ 운동 Tip
- 어깨를 최대한 오른쪽, 왼쪽으로 움직인다.
- 양팔의 간격을 최대한 유지한다.
- 호흡과 함께 실시한다.

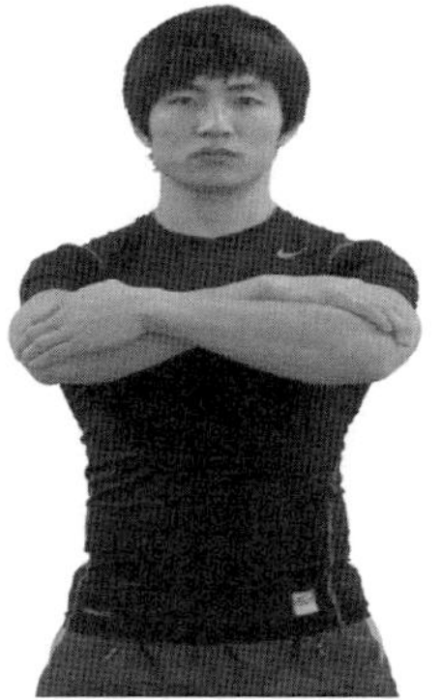
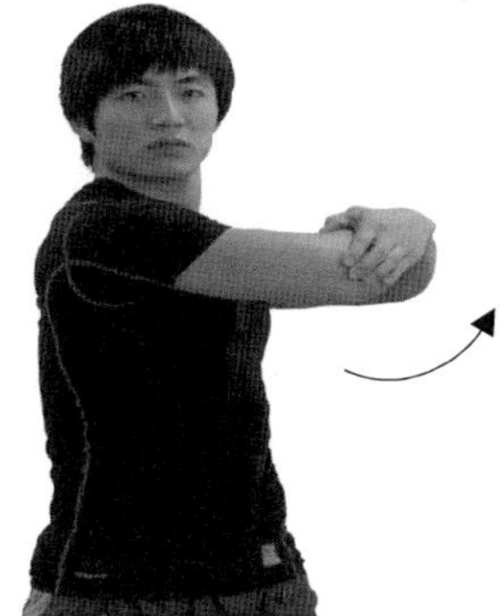

12. 어깨 돌리기

☐ 운동방법
- 양팔을 어깨에 올린 상태에서 안쪽으로, 바깥쪽으로 최대한 회전시킨다.

☐ 운동효과
- 어깨관절의 회전능력과 유연성을 높인다.

☐ 운동 Tip
- 어깨의 움직임에 집중한다.
- 목이 위로 길어진다는 이미지를 가진다.
- 어깨와 견갑골의 움직임에 집중한다.

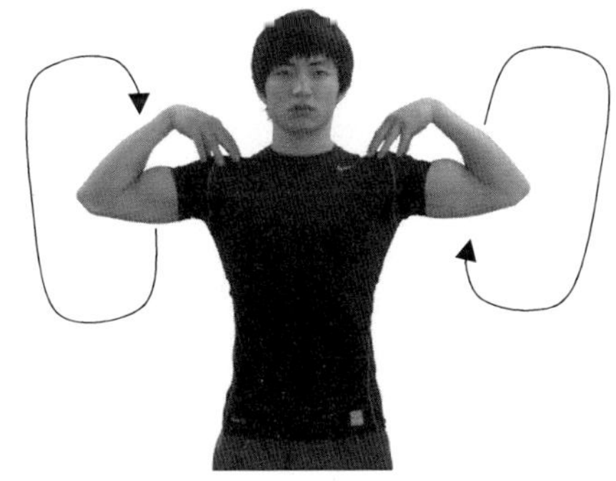

13. 일상 어깨 훈련

- □ 운동방법
  - 편히 누웠다가 어깨를 들어준다. 5～10회 반복한다.
- □ 운동효과
  - 어깨와 견갑골의 수축과 이완에 기여한다.
- □ 운동 Tip
  - 가슴을 젖히지 않는다.
  - 어깨의 움직임에만 주목한다.
  - 어깨와 견갑골의 움직임에 집중한다.

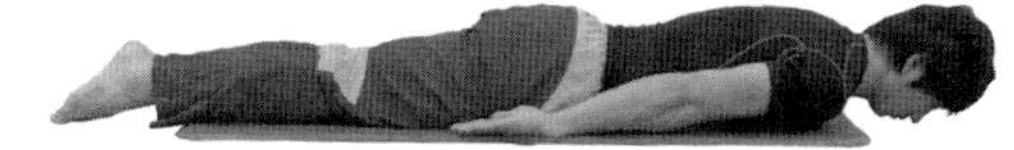

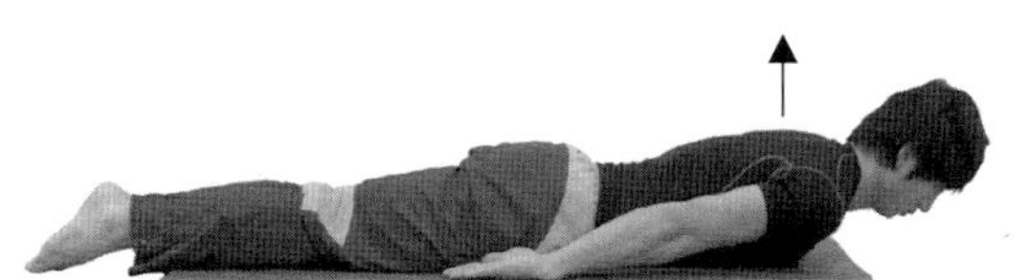

14. 덤벨을 이용한 어깨 훈련

□ 운동방법
- 팔꿈치를 접은 상태에서 팔을 위로 들고, 옆으로 벌리기를 반복한다.

□ 운동효과
- 어깨와 견갑골을 수축과 기여한다.

□ 운동 Tip
- 목이 위로 길어진다는 이미지를 가진다.
- 어깨와 견갑골의 움직임에 집중한다.

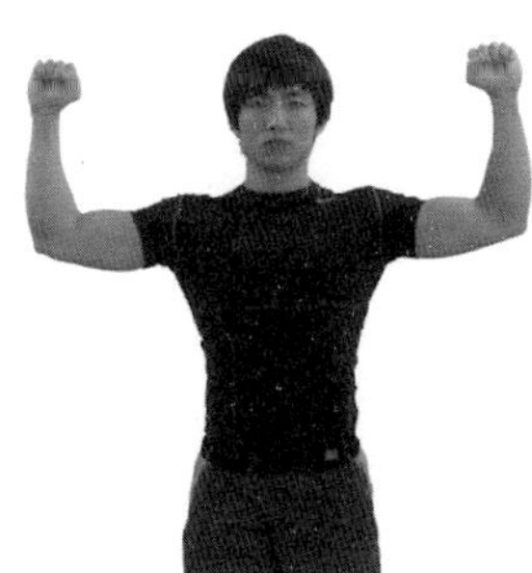
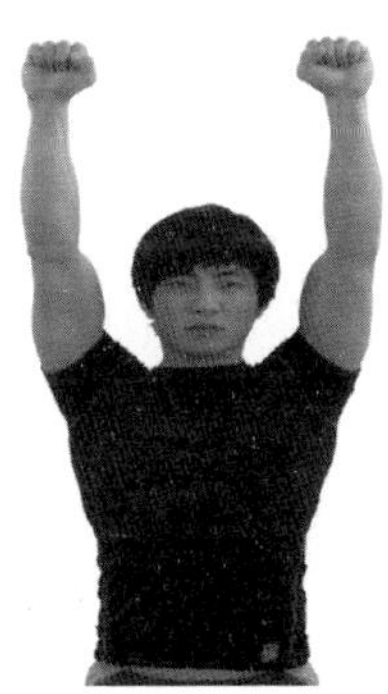

15. 수건을 이용한 어깨 훈련

□ 운동방법
- 팔꿈치를 접은 상태에서 위, 아래로 당긴다.

□ 운동효과
- 어깨와 견갑골의 수축과 이완에 기여한다.

□ 운동 Tip
- 양손의 간격을 점차 좁게 이동시키며 운동한다.

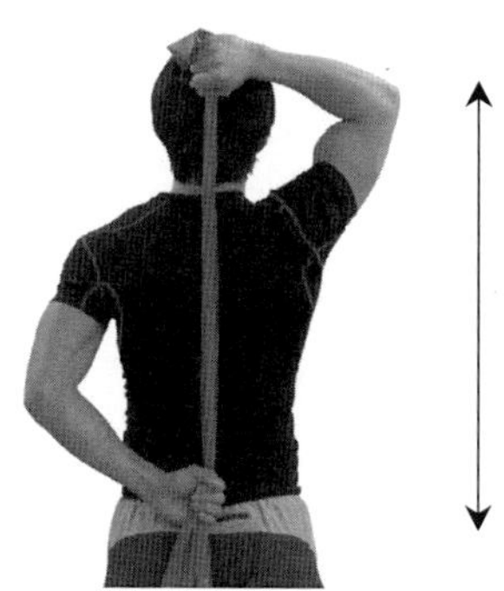

16. 덤벨과 짐볼을 이용한 어깨 훈련

□ 운동방법
- 짐볼에 앉아 어깨와 양팔을 옆으로 벌린다.
- 짐볼에 기대어 어깨를 위로 들어준다.

□ 운동효과
- 어깨와 견갑골의 수축과 이완에 기여한다.

□ 운동 Tip
- 균형유지와 어깨훈련 두 가지에 모두 주목한다.

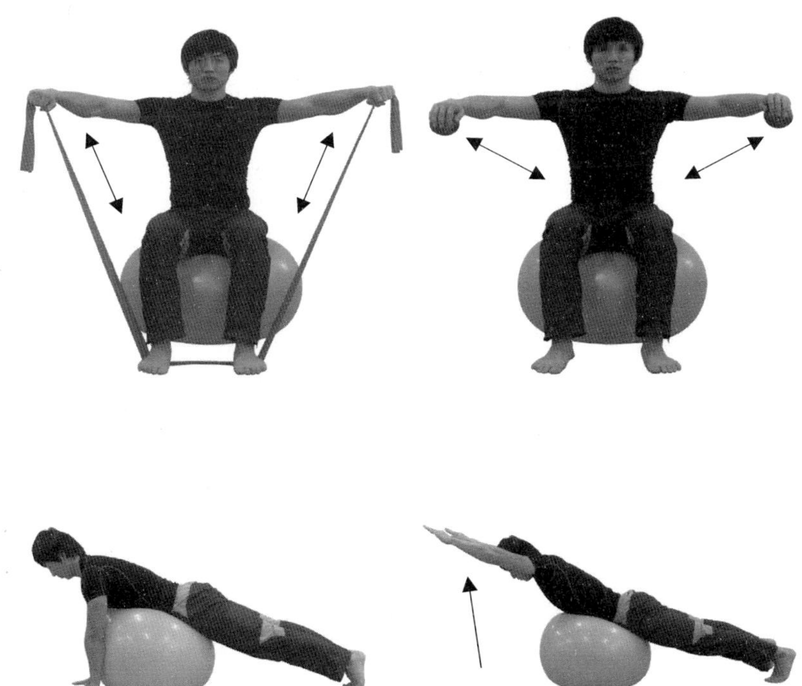

✚ 5. 발목 운동 재활

17. 발목 운동

□ 운동방법
- 발목을 안으로, 밖으로, 위로, 아래로 움직인다.

□ 운동효과
- 발목의 수축과 이완을 통해 유연성과 근력을 기른다.

□ 운동 Tip
- 발목에 집중하여 움직인다.
- 위, 아래로 움직일 때 아킬레스건을 충분히 이완시킨다.
- 움직임이 원활하지 않거나 강도를 높이고자 할 때 도구를 이용한다.

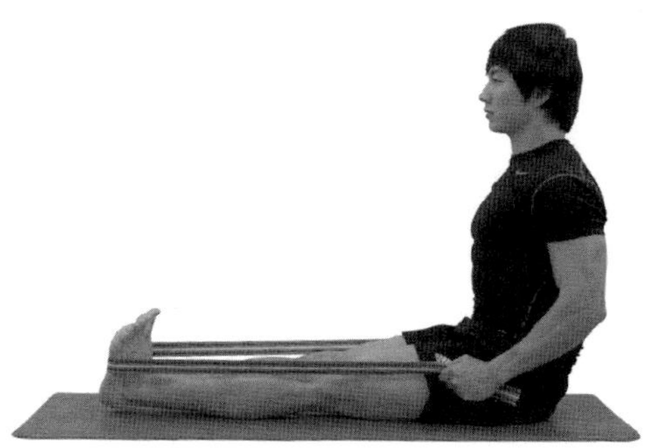

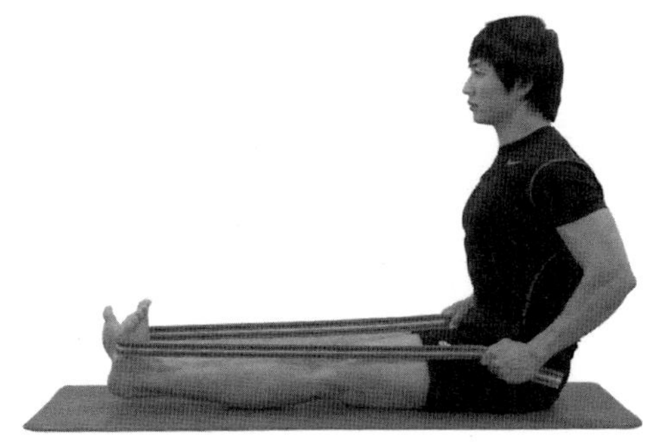

18. 발가락 운동

☐ 운동방법
- 발가락으로 물건들을 집는다.

☐ 운동효과
- 발가락 근육 하나하나의 운동능력을 높인다.
- 족궁통을 예방할 수 있다.

☐ 운동 Tip
- 물건의 크기를 바꾸어 운동한다.
- 뒤꿈치에서 족궁까지 앞뒤로 굴린다.

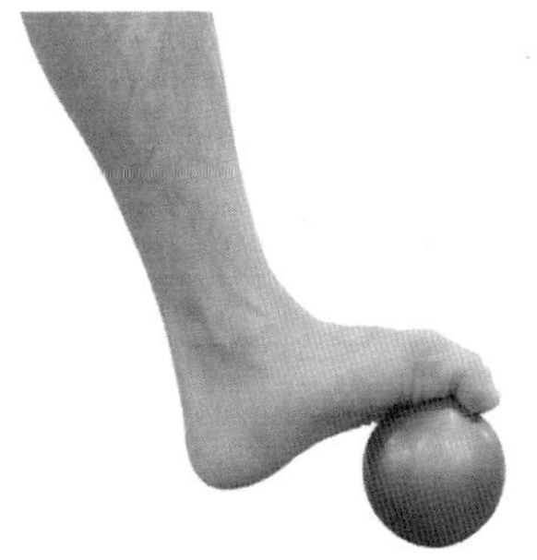

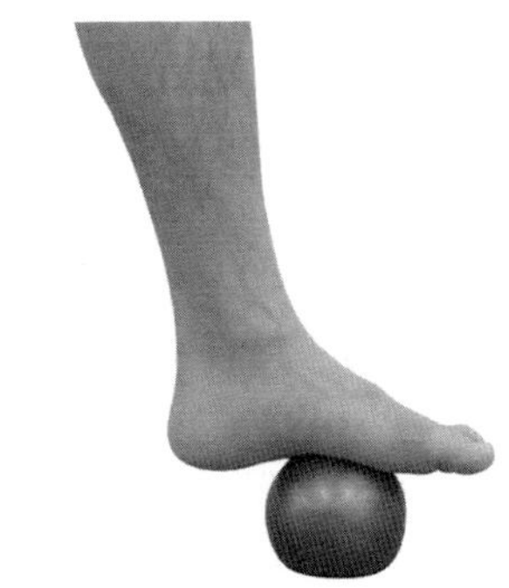

✚ 6. 무릎 운동 재활

19. 무릎 ROM 운동

- ☐ 운동방법
  - 무릎을 위, 아래, 안, 밖으로 운동시킨다.
- ☐ 운동효과
  - 무릎의 굴곡과 신전을 통해 유연성과 근력을 기른다.
  - 내전근 훈련
- ☐ 운동 Tip
  - 호흡과 함께 무릎에 집중하여 움직인다.
  - 위, 아래로 움직일 때 아킬레스건을 충분히 이완시킨다.
  - 움직임이 원활하지 않거나 강도를 높이고자 할 때 도구를 이용한다.

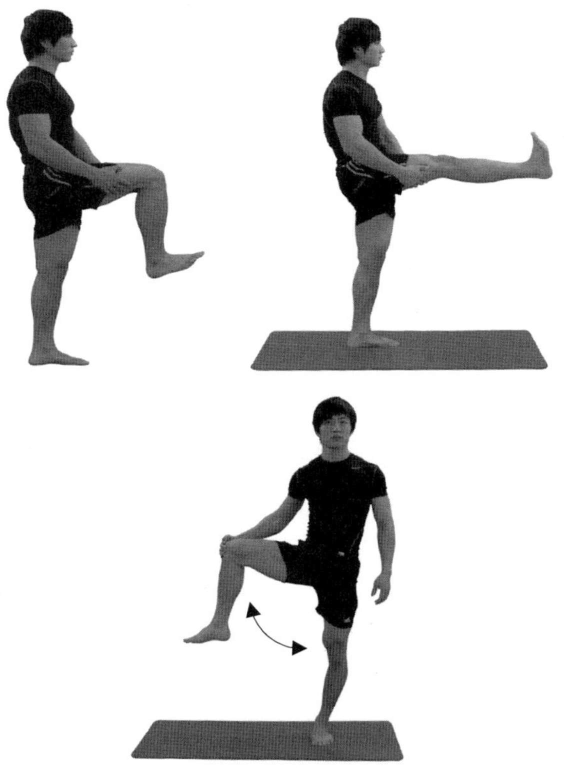

20. 일상 무릎 ROM 운동

☐ 운동방법
- 무릎을 안, 밖으로 운동시킨다.

☐ 운동효과
- 무릎 주변의 근육을 강화시킨다.
- 내전근 훈련

☐ 운동 Tip
- 호흡과 함께 무릎에 집중하여 움직인다.
- 위, 아래로 움직일 때 아킬레스건을 충분히 이완시킨다.
- 움직임이 원활하지 않거나 강도를 높이고자 할 때 도구를 이용한다.

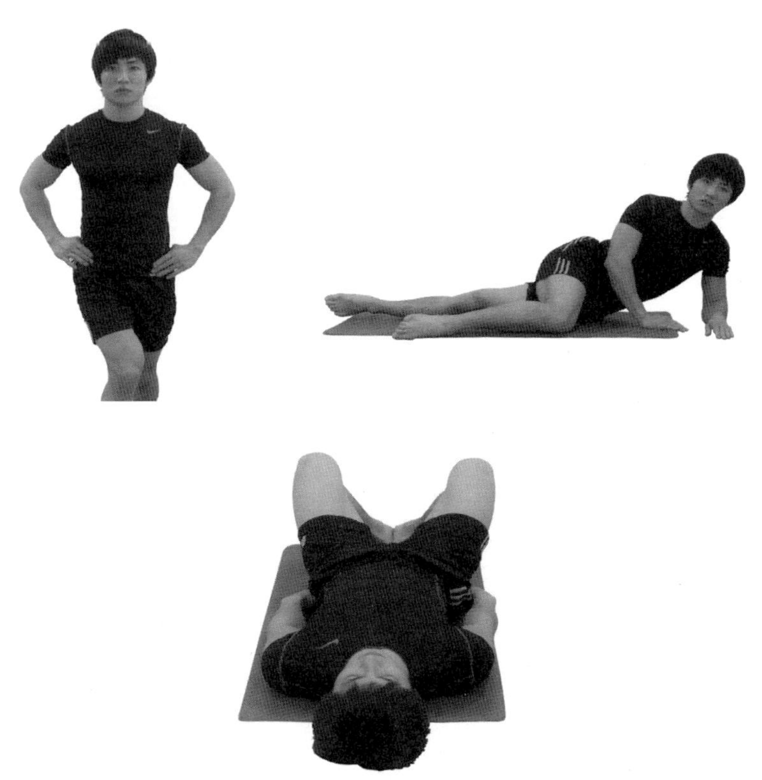

21. 무릎 밴드 운동

☐ 운동방법
  • 저항운동
☐ 운동효과
  • 발목의 수축과 이완을 통해 유연성과 근력을 기른다.
  • 내전근 훈련
☐ 운동 Tip
  • 호흡과 함께 무릎에 집중하여 움직인다.
  • 위, 아래로 움직일 때 아킬레스건을 충분히 이완시킨다.
  • 움직임이 원활하지 않거나 강도를 높이고자 할 때 도구를 이용한다.

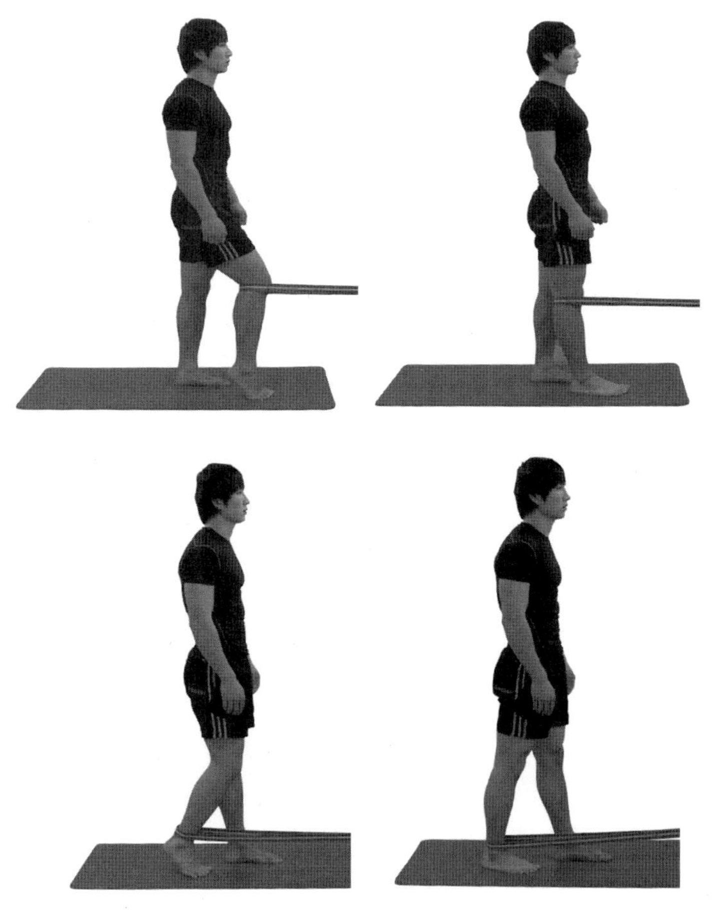

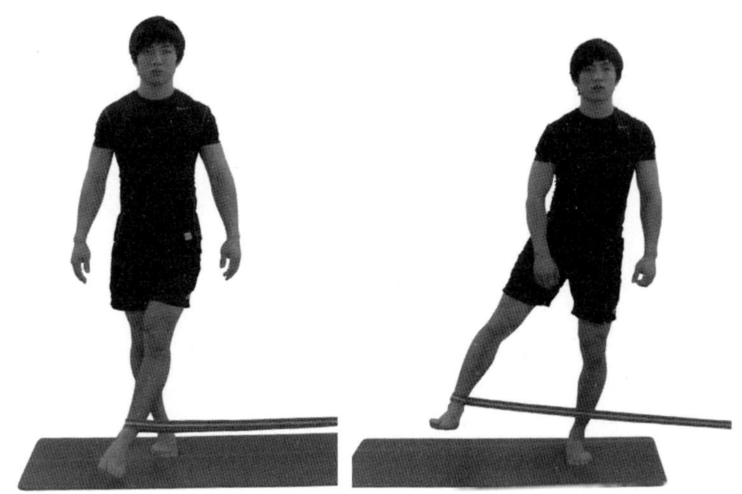

✚ 7. 고관절 운동 재활

22. 고관절 ROM 운동

□ 운동방법
  • 고관절은 앞, 뒤, 좌, 우로 훈련시킨다.
□ 운동효과
  • 허벅지 안쪽의 대퇴사두근을 강화시킨다.
  • 허벅지 뒤쪽의 햄스트링을 강화시킨다.
  • 허벅지 안쪽의 내전근을 강화시킨다.
□ 운동 Tip
  • 엉덩이 높이를 일정하게 유지한다.
  • 복부의 조인상태를 유지한다.
  • 도구 이용, 한 손가락 지지, 손을 대지 않고, 눈을 감고 실시함으로써 강도를
    높일 수 있다.

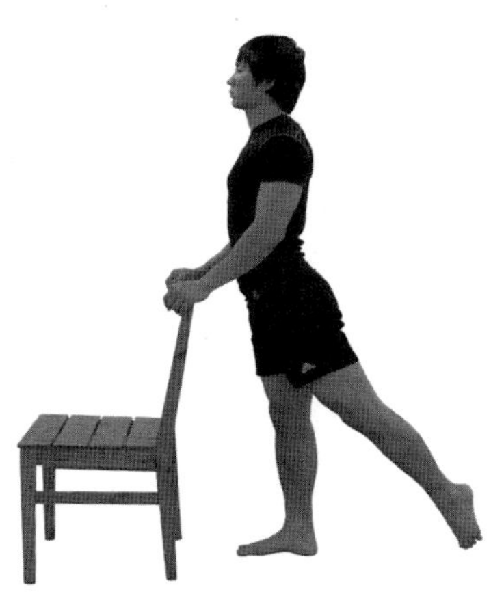

23. 무릎과 고관절 접기

☐ 운동방법
- 고관절은 앞으로, 뒤로 접어 준다.

☐ 운동효과
- 대퇴사두근, 골반, 고관절을 이완시킨다.

☐ 운동 Tip
- 복부와 척추는 길게 늘인다.
- 다리를 뒤로 잡아당기는 것이 아니라 무릎 아래로 늘여 준다.
- 고관절에 집중하여 운동한다.

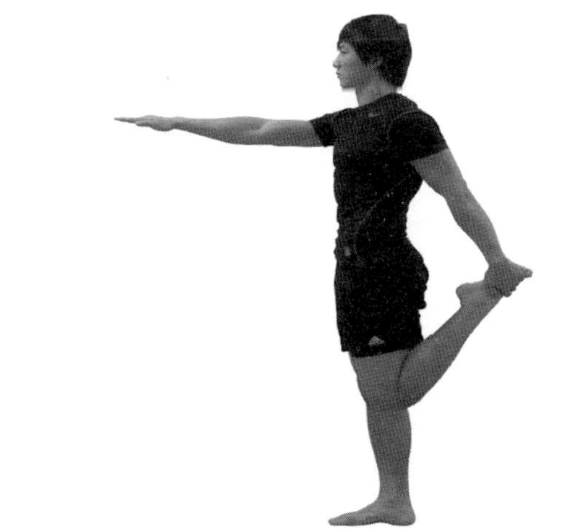

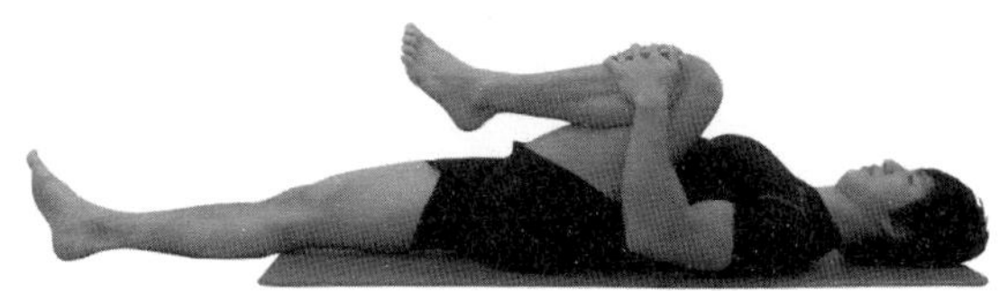

24. 엉덩이 뒤로 들기

- ☐ 운동방법
  - 양팔은 어깨 아래로 놓고, 고관절을 수축하여 다리를 들어올린다.
- ☐ 운동효과
  - 대퇴이두근 훈련
- ☐ 운동 Tip
  - 양팔은 어깨 수직 아래에 놓는다.
  - 허리에 힘을 주거나 꺾지 않는다.
  - 복부는 척추 쪽으로 들어올린다.

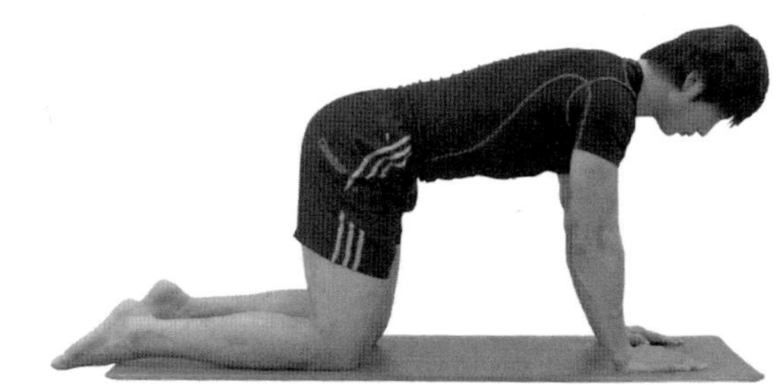

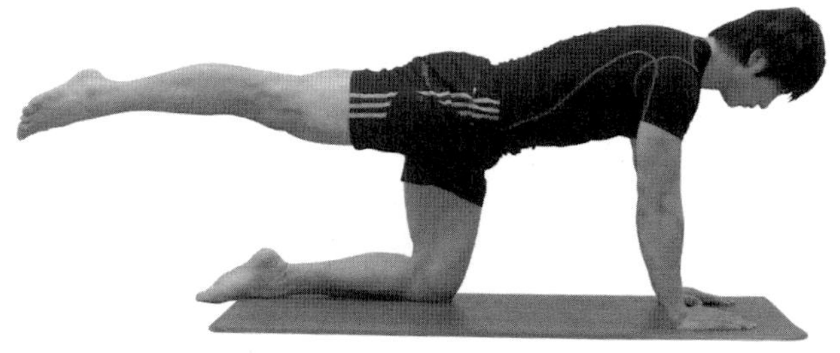

25. 고관절 옆으로 들기

□ 운동방법
- 오른쪽 무릎은 살짝 굽히고, 왼손은 가슴 가까이에 둔다.
- 왼발을 고관절 높이까지 쭉 뻗어 올린다. 이때 고관절이 움직이지 않도록 주의한다. 고관절은 옆으로 들어올린다.

□ 운동효과
- 대퇴근막장근, 대둔근을 강화한다.
- 내전근 훈련

□ 운동 Tip
- 어깨와 팔꿈치, 손바닥은 일직선을 유지한다.
- 다리를 엉덩이보다 높이 들지 않는다.

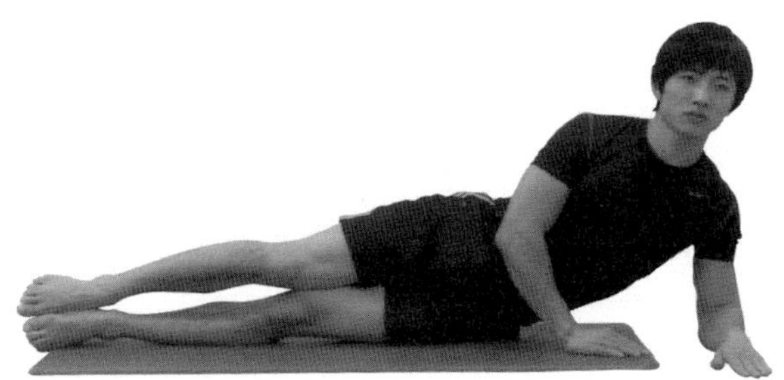

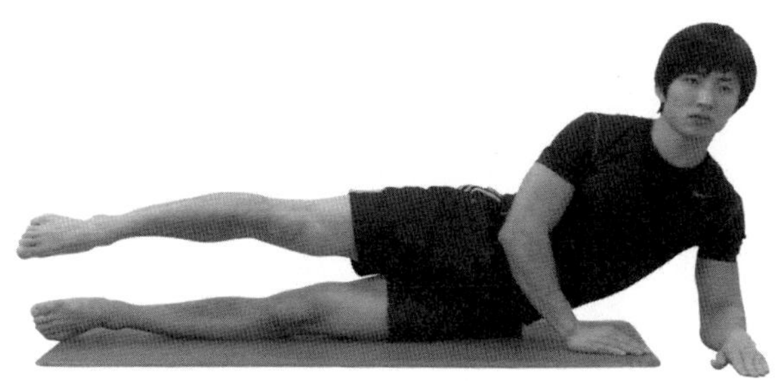

26. 고관절 앞뒤로 차기

- ☐ 운동방법
  - 복부를 수축시키고 엉덩이를 조인 다음 발을 최대한 멀리 앞쪽, 뒤쪽으로 차준다.
- ☐ 운동효과
  - 대퇴근과 내전근을 강화한다.
- ☐ 운동 Tip
  - 머리와 다리는 최대한 길게 늘인다고 상상한다.
  - 상체가 앞뒤로 움직이지 않도록 엉덩이와 복부를 고정시킨다.

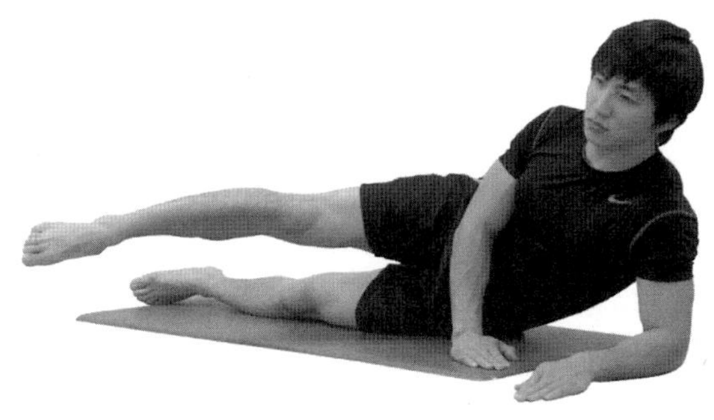

✚ 8. 가슴 운동 재활

27. 등척성 가슴 훈련

□ 운동방법
- 양손을 가슴 앞에 모은 다음 손바닥 쪽으로 민 상태를 유지한다. 왼쪽, 오른쪽으로 번갈아 밀어 준다.

□ 운동효과
- 대흉근과 소흉근을 강화시킨다.
- 내전근 훈련

□ 운동 Tip
- 머리와 어깨는 최대한 멀리 유지한다.
- 어깨를 긴장시키기 않는다.

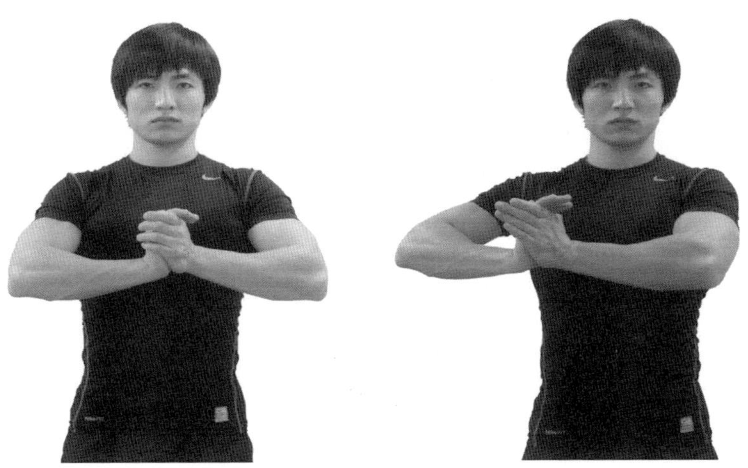

28. 푸시업

☐ 운동방법
- 일반적 푸시업
- 벽을 이용한 등척성 푸시업
- 짐볼을 이용한 푸시업

☐ 운동효과
- 발목의 수축과 이완을 통해 유연성과 근력을 기른다.
- 내전근 훈련

☐ 운동 Tip
- 머리와 다리는 최대한 길게 늘인다.
- 상체가 앞뒤로 움직이지 않도록 엉덩이와 복부를 고정시킨다.

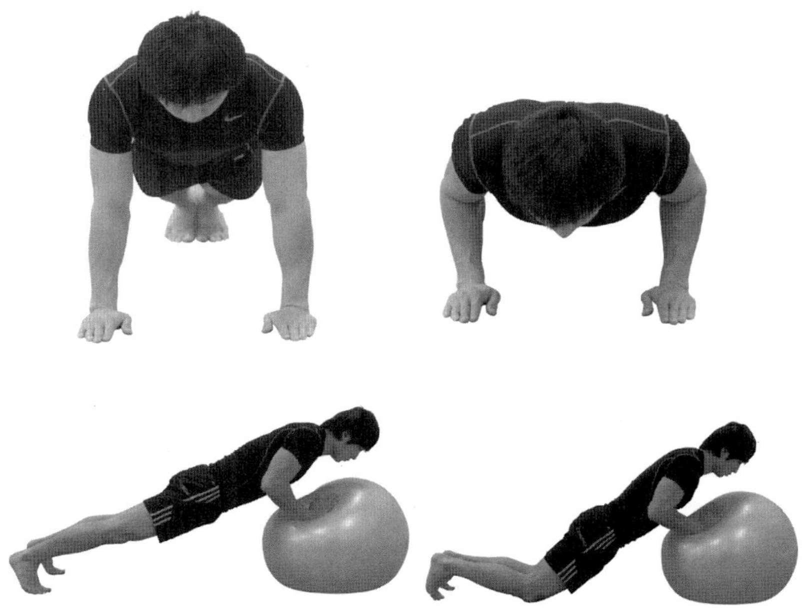

✚ 9. 배부 훈련

29. 앞으로 구부리기

□ 운동방법
- 90°로 앉아 있다가 숨을 내쉬면서 복부를 둥글게 말아 앞으로 당기면서 등 전체를 스트레칭 한다. 숨을 마시면서 몸을 제자리로 일으킨다.

□ 운동효과
- 발목의 수축과 이완을 통해 유연성과 근력을 기른다.
- 내전근 훈련

□ 운동 Tip
- 엉덩이가 바닥에서 떨어지지 않도록 주의하며
- 어깨를 긴장시키지 않도록 유이한다.
- 복부에서 시작하여 척추, 갈비뼈, 가슴, 목의 순으로 앞으로 천천히 구부린다.

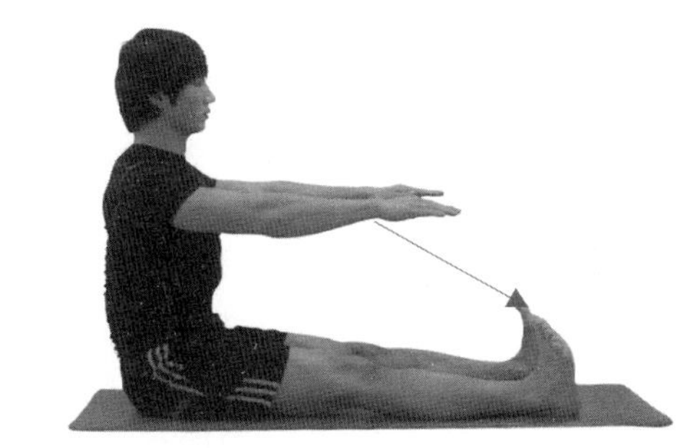

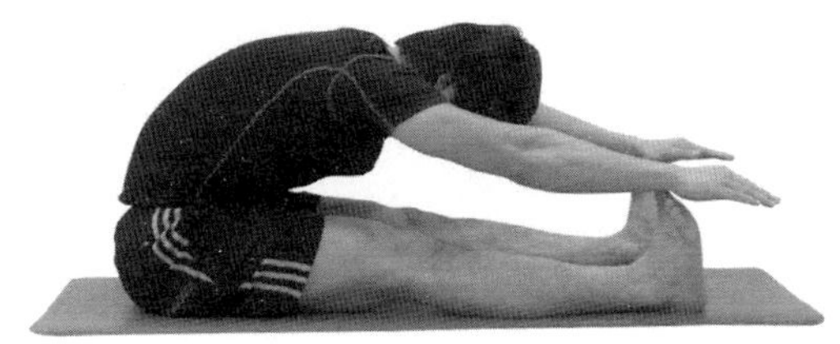

30. 등 일으키기

□ 운동방법
  • 자리에 누워서 등 근육에만 집중하여 일으켰다가 제자리로 가기를 반복한다.
□ 운동효과
  • 복부를 강화시키고, 척추 사이의 유연성을 증가시킨다.
□ 운동 Tip
  • 목이 긴장되지 않도록 유의한다.
  • 복부를 둥글게 말아준다.
  • 시선을 무릎 앞쪽에 둔다.
  • 손가락 끝이 무릎에 닿도록 노력한다.

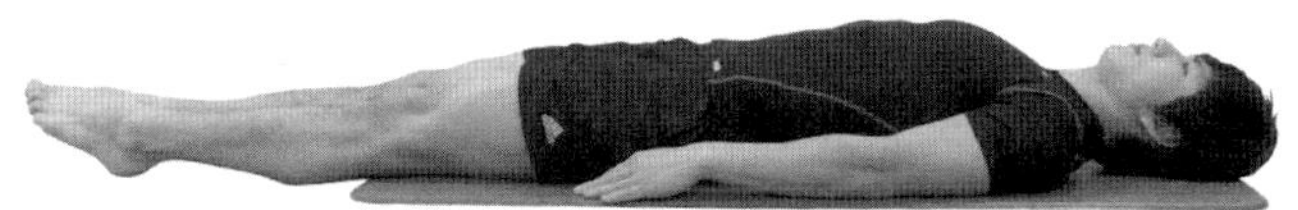

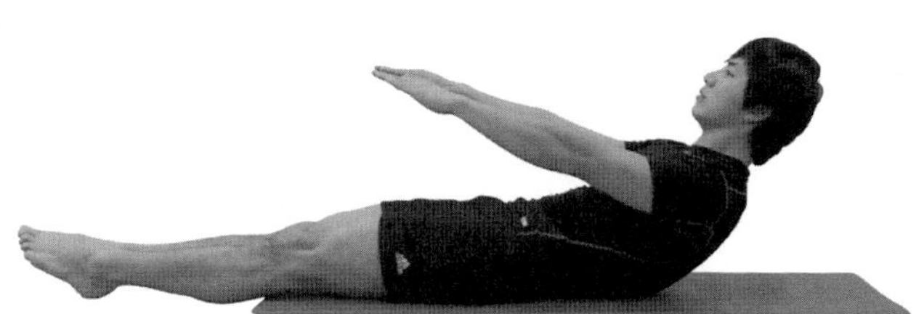

31. 공처럼 구르기

□ 운동방법
- 등을 펴고 복부를 조이고 무릎을 굽힌 채로 앉아서 발을 엉덩이 가까이에 가져
간다. 복부를 척추 쪽으로 당기고 숨을 들이마시면서 어깨의 견갑골이 바닥에
닿을 때까지 부드럽게 뒤로 구른다. 내쉬면서 다시 앞으로 굴러 처음 자세로
돌아온다.

□ 운동효과
- 배부와 척추의 유연성 및 균형감각을 길러 준다.

□ 운동 Tip
- 발이 땅에 닿지 않도록 좌골(엉치뼈)로 중심을 잡는다.
- 발뒤꿈치를 엉덩이 가까이까지 가져간다.
- 배부에만 집중한다.

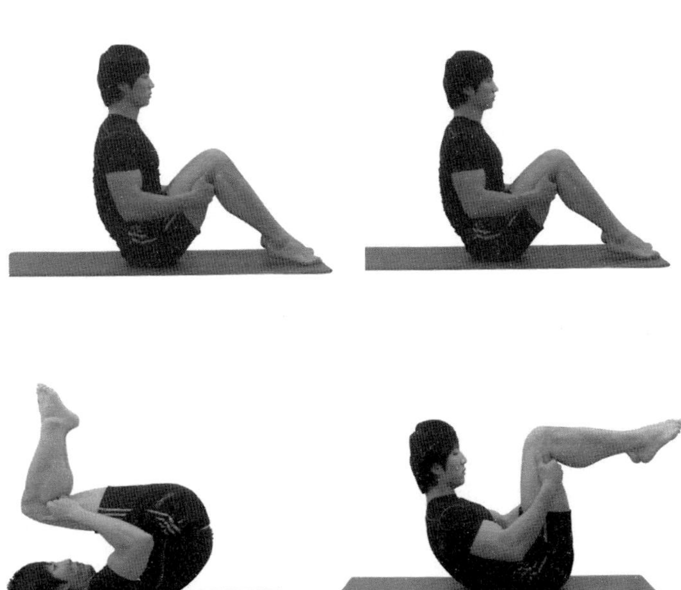

32. 양다리 넘기기

□ 운동방법
- 숨을 들이마시면서 복부에 힘을 주어 양다리를 위로 들어올리고, 양손으로 허리를 받쳐준다. 내쉬면서 양팔을 바닥에 내려놓는다. 무릎은 펴고, 뒤꿈치는 가능한 정도까지만 바닥 쪽으로 내려놓으며, 복부는 수축시킨다.

□ 운동효과
- 배부와 척추의 유연성 및 균형감각을 길러 준다.

□ 운동 Tip
- 목이 꺾이지 않도록 유의한다.
- 초보자, 목 디스크, 고혈압이 있는 분은 금기동작이다.

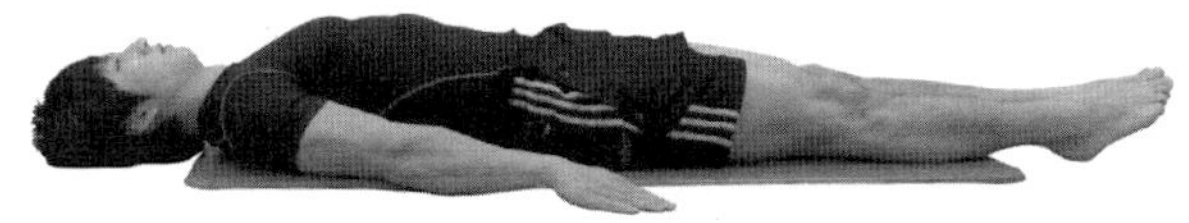

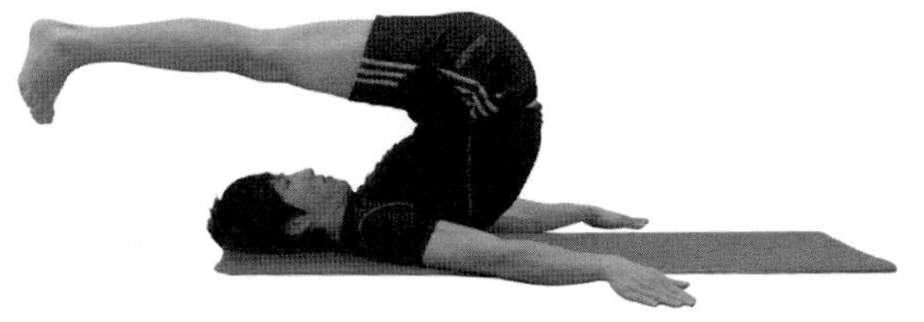

33. 등 뒤로 젖히기

□ 운동방법
- 양팔을 어깨너비로 벌린 후 숨을 마시고, 내쉬면서 배부에 집중하여 천천히 일어난다.

□ 운동효과
- 배부와 척추의 유연성 및 균형감각을 길러 준다.

□ 운동 Tip
- 요추까지 젖히지 않고, 배부에 주목한다.
- 허리에 통증이 느껴지지 않도록 배꼽을 등 쪽으로 수축시킨다.
- 통합훈련으로 어깨, 배부, 요부 훈련으로 진행한다.

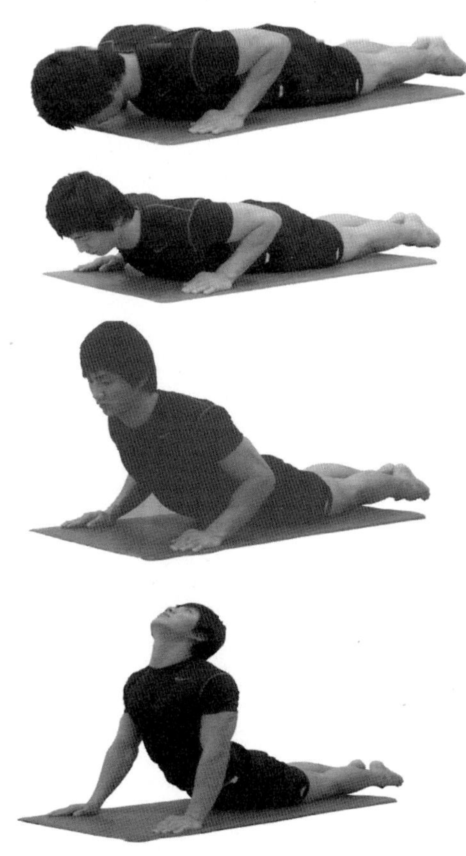

34. 양다리 뒤로 들기

□ 운동방법
- 엎드린 자세에서 배를 바닥에 대고 팔은 앞으로 편하게 접어 머리에 댄다. 복부를 척추 쪽으로 수축시키고, 치골이 바닥을 누르게 한 다음, 마시면서 다리를 들어올린다. 3~6초 동안 유지했다가 제자리로 돌아간다. 이를 반복한다.

□ 운동효과
- 요배부를 강화시킨다.
- 복근을 늘이고 강화시킨다.

□ 운동 Tip
- 다리를 너무 높이 들지 않는다.
- 척추를 길게 유지한다.

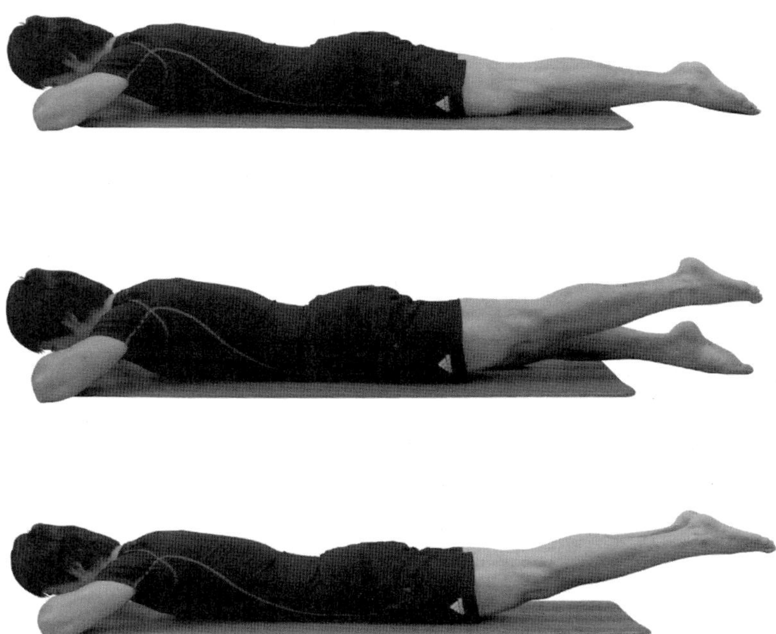

35. 슈퍼맨

□ 운동방법
- 복부를 바닥에 대고, 팔·다리를 앞으로 쭉 뻗는다.
  허리가 접히지 않도록 엉덩이를 단단히 조이고, 허벅지 안쪽을 수축시킨 후 들어올린다. 10초간 유지한다. 잠시 쉬고, 다시 반복하다.

□ 운동효과
- 복부를 늘여준다.
- 등 전체를 강화시켜 준다.

□ 운동 Tip
- 복부를 바닥에서 들어 올리고 있다고 상상하면서 갈비뼈와 치골만 바닥에 닿도록 한다.
- 등을 너무 구부리지 않는다.
- 척추가 길게 늘어난다고 상상한다.

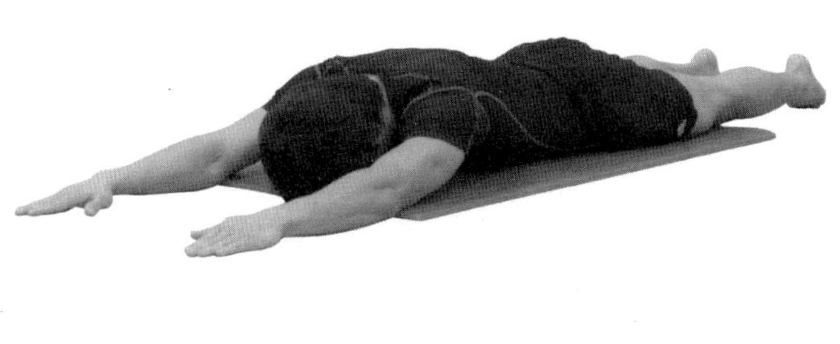

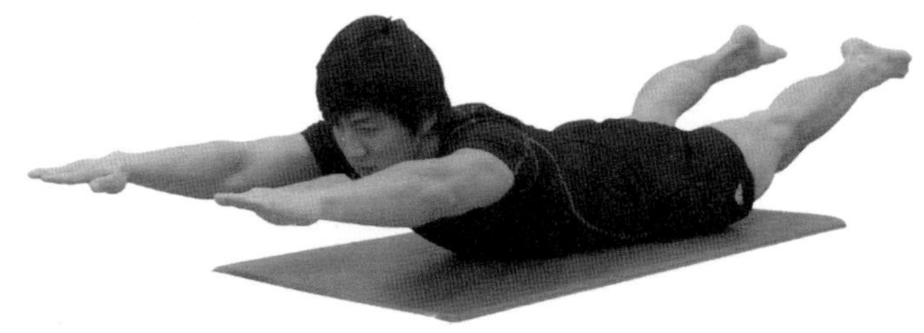

36. 수영자세

☐ 운동방법
- 복부를 바닥에 대고 팔·다리를 길게 뻗은 다음, 마시면서 오른팔과 왼발을 반대 방향보다 10㎝ 정도 높게 들어주고, 내쉬면서 방향을 바꾸어 왼팔과 오른팔을 올려 준다.
수영하듯이 팔 다리를 움직여 주고, 전체 동작은 5~9회 반복한다.

☐ 운동효과
- 등을 늘여 주며 강화시킨다.

☐ 운동 Tip
- 등이 움직이는 동안에도 엉덩이, 허벅지, 복부를 수축시킨다.
- 복부를 이용해 지지하는 방법을 배울 수 있다.

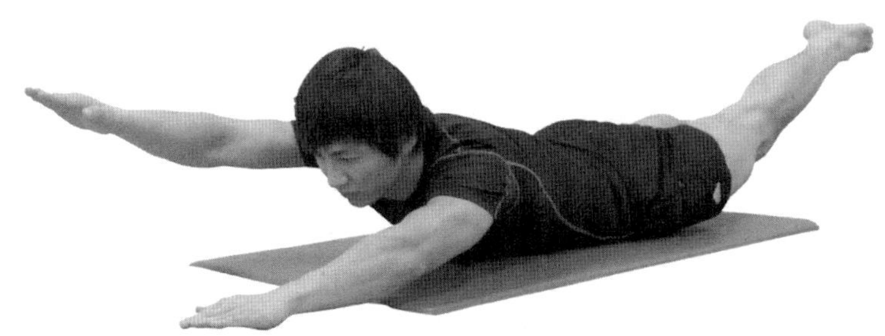

37. 한 팔, 한 다리 들기

☐ 운동방법
- 손은 어깨 아래에 두고, 무릎은 엉덩이 아래에 둔다.
  배꼽은 척추 쪽으로 잡아당기고, 꼬리뼈는 뒤쪽을 향해 쭉 늘인다.
  마시면서 팔과 다리를 동시에 편다. 2초간 유지한 다음 내쉬면서 원위치 한다.
  팔, 다리를 바꿔가면서 반복한다.

☐ 운동효과
- 척추와 등 근육을 펴 준다.

☐ 운동 Tip
- 손발이 점점 길게 늘어난다고 상상한다.
- 복부는 척추 쪽으로 당겨 준다.

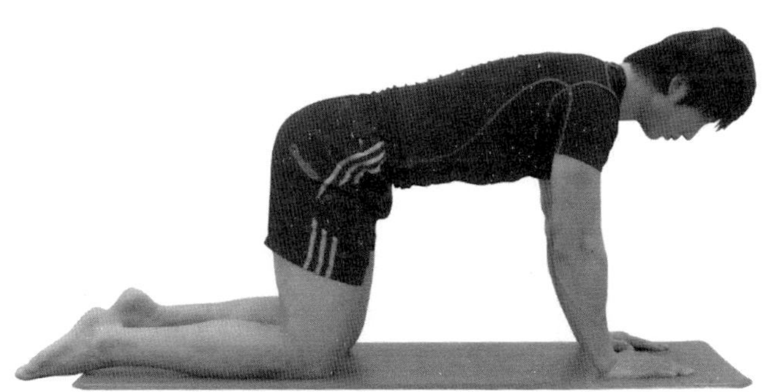

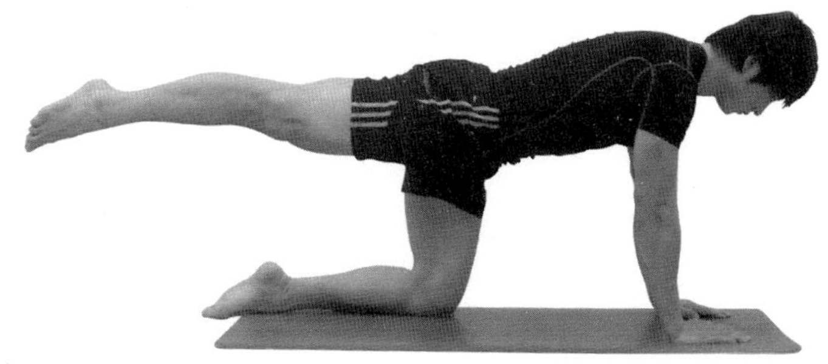

38. 낙타자세

□ 운동방법
  - 양 무릎을 바닥에 대고 어깨너비만큼 벌린 후 양손으로 엉덩이를 받쳐준다. 숨을 내쉬면서 골반을 먼저 밀어낸다면 상체를 뒤로 젖힌다.
□ 운동효과
  - 척추와 등 근육을 늘여 준다.
□ 운동 Tip
  - 양 팔꿈치는 최대한 모아 준다.
  - 괄약근을 조인다.
  - 머리는 완전히 힘을 뺀다.

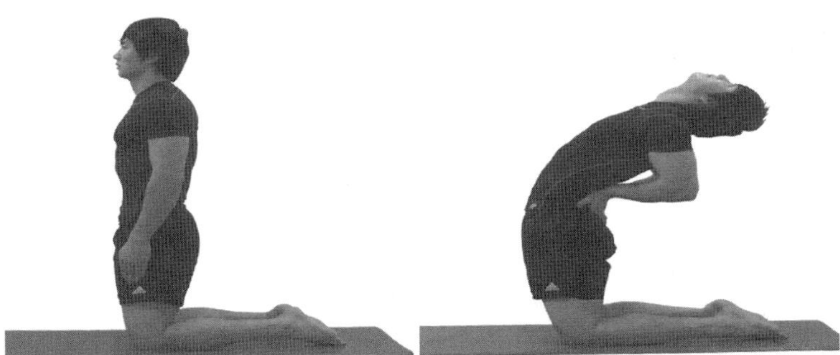

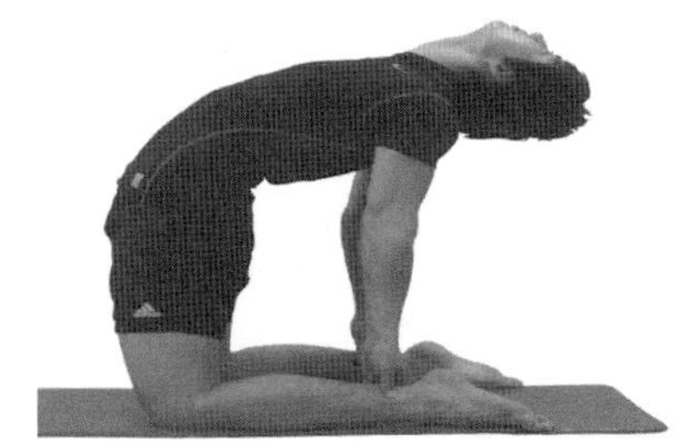

✚ 10. 복부 훈련

39. 자리에서 일어나기

☐ 운동방법
- 양손을 위로 하여 바닥에 누웠다가 숨을 내시면서 척추를 하나하나 말아 올리듯이 자리에서 일어난다.

☐ 운동효과
- 척추의 분절운동을 돕는다.

☐ 운동 Tip
- 가능한 천천히 일어난다.
- 척추 하나하나를 구부린다고 상상한다.
- 발뒤꿈치가 바닥에서 떨어지지 않도록 유이한다.

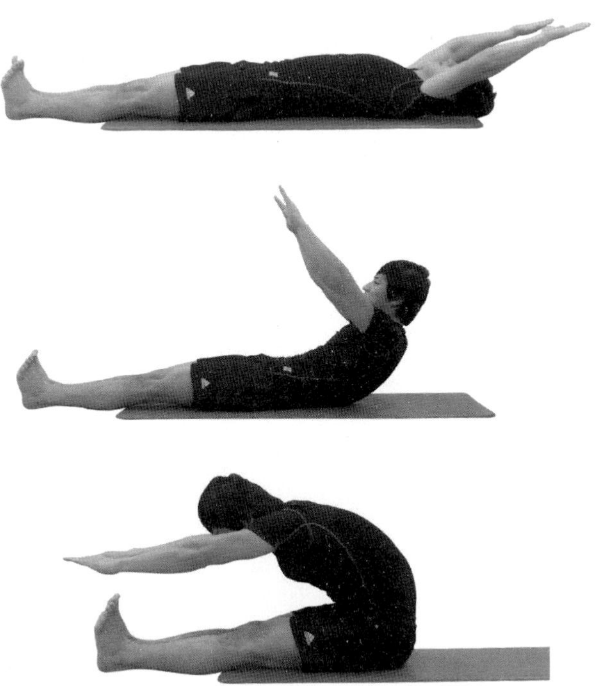

40. 복부 말아 올리기

□ 운동방법
- 양손을 위로 하여 바닥에 누웠다가 숨을 내시면서 척추를 하나하나 말아 올리듯이 자리에서 일어난다.

□ 운동효과
- 척추의 분절운동을 돕고, 유연성을 증가시킨다.
- 복부를 강화시킨다.

□ 운동 Tip
- 목이 긴장되지 않도록 유의한다.
- 복부를 둥글게 말아준다.
- 시선을 무릎 앞쪽에 둔다.

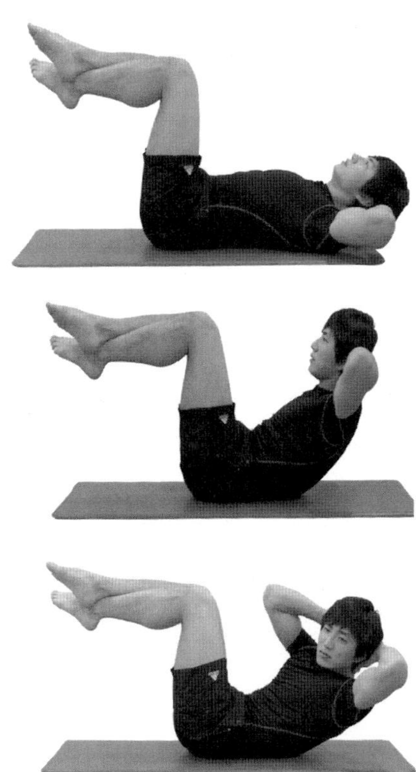

41. 누워서 호흡하기

□ 운동방법
- 무릎을 들어 90° 테이블을 만들고, 앞을 양옆에 둔 다음 짧게 숨을 5번 내쉬고, 5번 들이마시기를 반복하여 100회를 목표로 호흡한다.

□ 운동효과
- 복근을 강화시킨다.

□ 운동 Tip
- 가능한 천천히 일어난다.
- 강도를 달리할 수 있다(다리 펴기, 다리의 높이).

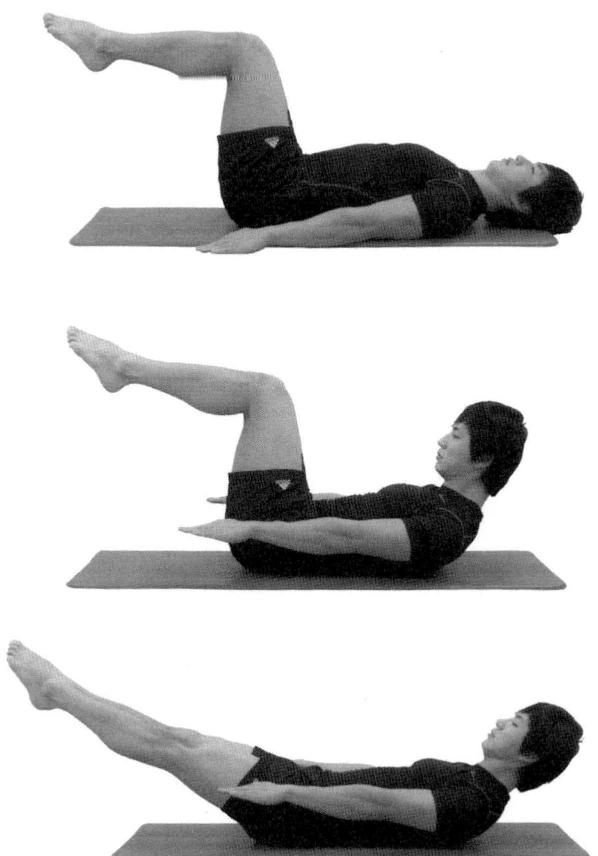

42. 복부 들어올리기

□ 운동방법
- 무릎을 구부리고 발은 바닥에 평평하게 대고 눕는다. 팔은 손바닥을 아래로 하여 엉덩이 정도에 위치시키고, 마시면서 복부를 수축하여 몸통을 들어올린다.

□ 운동효과
- 복부와 엉덩이의 굴근, 햄스트링을 단련시킨다.

□ 운동 Tip
- 손으로 균형을 잡기 위해 힘을 주지 않는다.
- 복부의 움직임에 주목한다.

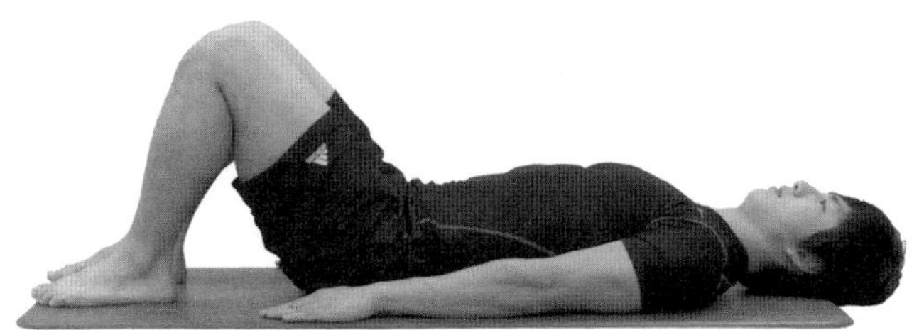

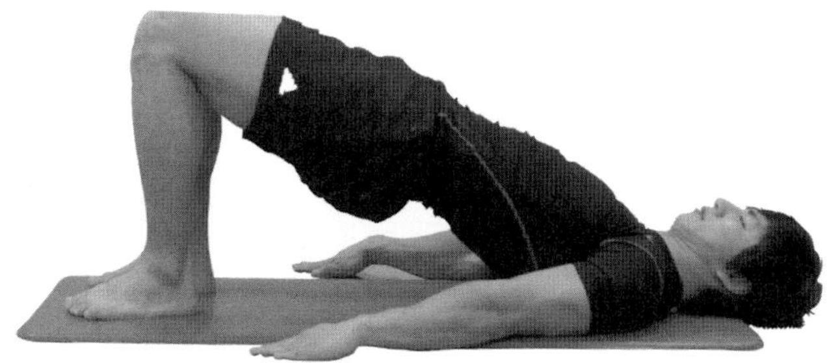

43. 한 다리씩 펴기

□ 운동방법
- 양 무릎을 구부려 테이블을 만든 다음 한 다리씩 편다. 복부를 강하게 움직이면서 팔과 다리를 리드미컬하게 움직인다.

□ 운동효과
- 내·외측 복사근, 복직근을 강화시킨다.
- 허리선을 정렬시킨다.

□ 운동 Tip
- 엉덩이가 바닥에서 들리지 않도록 주의한다.
- 복부을 긴장시키지 않는다.

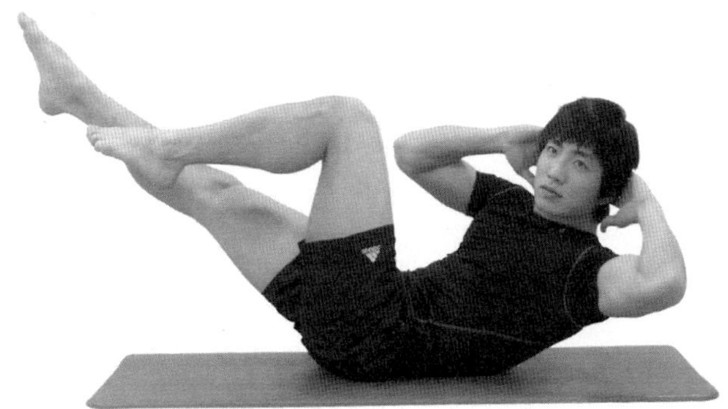

44. 양팔 양다리 동시에 늘이기

□ 운동방법
- 등을 대고 누워서 양 무릎을 가슴 쪽으로 당긴다. 무릎 바로 밑에 손을 두고 숨을 들이마시면서 복부를 수축하고 어깨를 올린다.
  내쉬면서 복부를 수축하고, 팔·다리를 멀리 늘인다. 다시 다리를 가슴 쪽으로 붙이고, 팔을 무릎으로 당길 때 숨을 들이쉰다. 이 동작을 반복한다.

□ 운동효과
- 복부를 강화시켜 주는 최상의 동작이다.

□ 운동 Tip
- 손끝과 발끝을 최대한 멀리 편다.
- 양 어깨와 귀가 멀어지도록 유지한다.
- 어깨는 내려 준다.
- 허리가 바닥에 닿도록 한다.
- 몸통은 바닥에 고정시킨다.

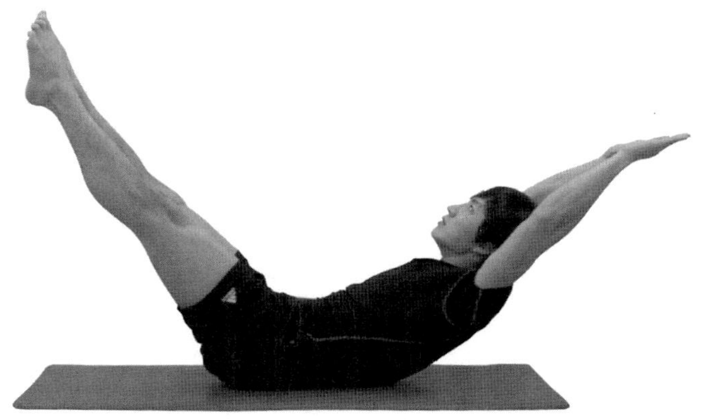

45. 한 다리 늘여서 뻗기

□ 운동방법
- 등을 대고 누워서 무릎을 가슴 쪽으로 당긴다. 내쉬면서 어깨를 들고, 복부를 척추 쪽으로 당기고 어깨를 바닥에서 들어올린다. 오른발을 하늘을 향하고, 오른쪽 종아리나 발목을 두 손으로 잡는다. 동시에 왼발을 앞으로 쭉 뻗는다. 숨을 마시면서 다리를 바꾼다. 다리를 바꾸어 가며 5~8회 반복한다.

□ 운동효과
- 다리를 늘여 주고 복부를 강화시키는 고난도 동작이다.

□ 운동 Tip
- 동작을 하면서 엉덩이를 움직이지 않는다.
- 항상 배꼽을 척추 쪽으로 당긴다.
- 어깨의 긴장을 풀어 준다.

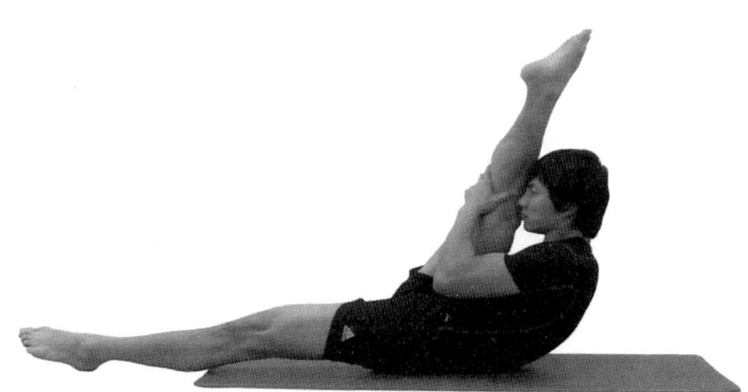

46. V자 만들기

□ 운동방법
- 바닥에 누워 있다가 숨을 내쉬면서 팔, 몸통, 다리를 동시에 들어 '자' 모양을 만든다. 발끝은 펴고, 복부는 척추 쪽으로 잡아당기고 허벅지는 조인다. 그 상태를 2초 정도 유지했다가 숨을 내쉬면서 천천히 처음 자세로 내려간다.

□ 운동효과
- 복근을 강화시키는 고난도 동작이다.

□ 운동 Tip
- 끝까지 복부에 집중한다.
- 다리나 어깨가 바닥에 툭 떨어지지 않도록 주의한다.

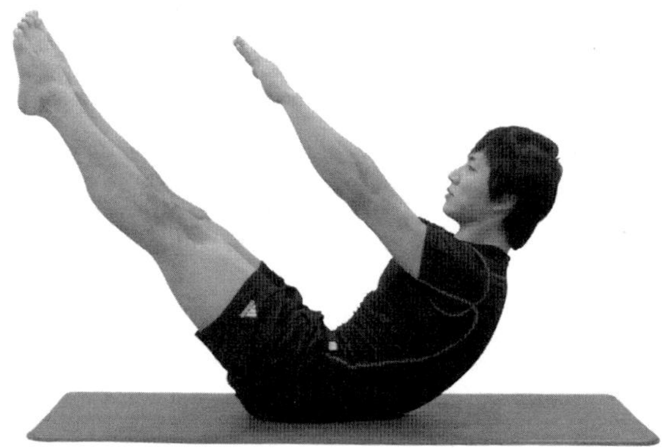

47. 어깨로 서기

□ 운동방법
- 등을 대고 누워 무릎은 가슴 쪽을 향해 끌어 올리고 손은 허리에 올려놓는다. 숨을 들이마시면서 복근을 이용해 단번에 엉덩이를 공중으로 들어 올리고 다리를 쭉 편다.

□ 운동효과
- 복근을 강화시키는 고난도 동작이다.

□ 운동 Tip
- 끝까지 복부에 집중한다.
- 목이나 등 부위에 문제가 있거나 고혈압이 있는 경우 금기동작임.

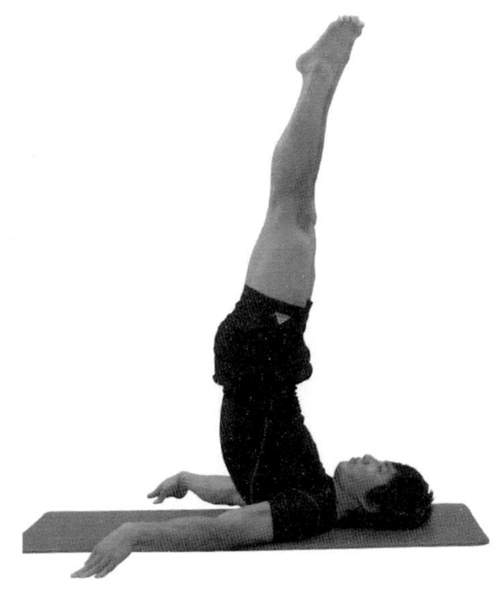

48. 뒤로 다리 들기

□ 운동방법
- 손바닥은 어깨 아래에 놓고, 체중을 발 앞쪽에 싣는다. 들이마시면서 다리를 들었다고, 내쉬면서 내린다. 다리를 바꾸어 반복한다.

□ 운동효과
- 복근을 강화시킨다.
- 복근

□ 운동 Tip
- 머리부터 발끝까지 일직선을 유지한다.
- 복부를 수축하여 등이 휘거나 엉덩이가 밑으로 내려가지 않도록 한다.

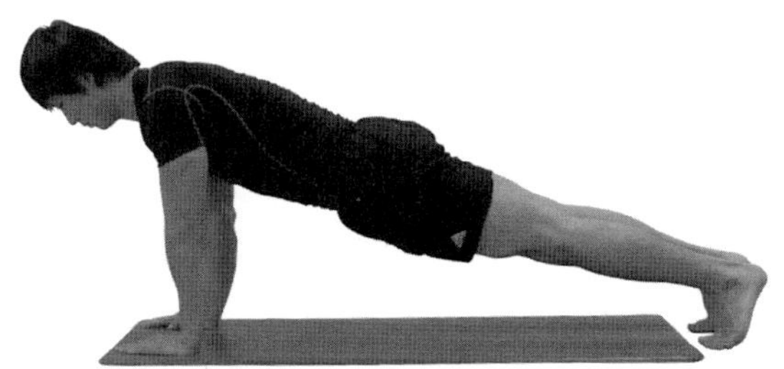

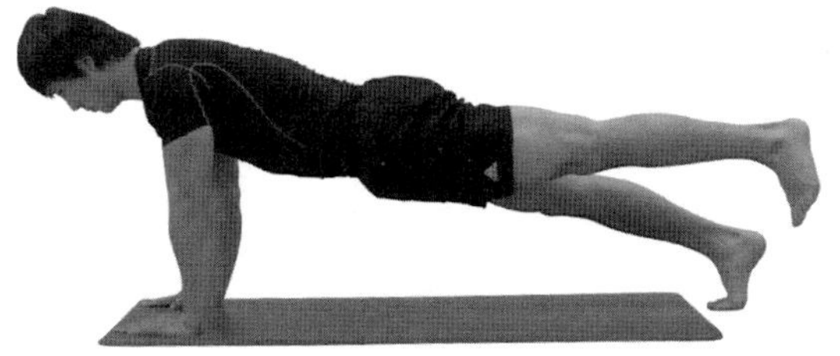

✚ 11. 커플 운동 재활

　운동은 결국 자신과의 싸움이지만 다른 사람과 함께 함으로써 흥미나 참여의 지속성을 높일 수 있다. 커플 운동 재활은 첫째, 더 재미있다. 둘째, 더 많은 근력과 유연성을 기를 수 있다. 셋째, 균형감각이나 평형성이 떨어지는 사람은 상대방으로 인해 도움을 주고받을 수 있다는 점이다.

　모든 신체 부위별 운동 재활 프로그램이 커플로 이루어질 수는 없지만 많은 부분이 커플운동이 가능하다.

49. 손 마주 대기

□ 운동방법
  • 마주 서서 손바닥을 마주 댄다. 한 쪽씩 밀어준다.
□ 운동효과
  • 집중력과 균형감각을 높여 준다.
  • 자세를 교정시켜 준다.
□ 운동 Tip
  • 몸이 앞으로 기울어지지 않도록 유지한다.
  • 상대방에게 기대지 않는다.
  • 머리에서 발끝까지 일직선을 유지한다.

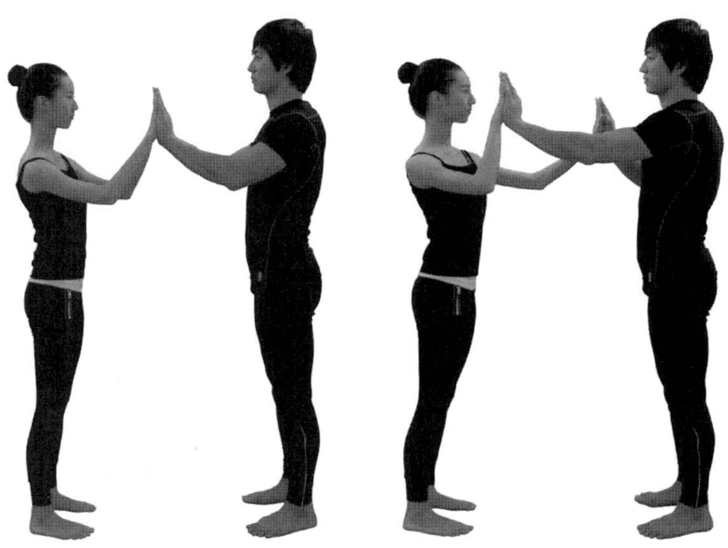

50. 손 마주 잡아당기기

- □ 운동방법
  - 무릎을 구부리고 앉아서 손을 마주 잡아당긴다. 손을 교차하여 잡아당긴다.
- □ 운동효과
  - 다리, 엉덩이, 척추를 강화시킨다.
  - 허벅지와 복부를 강화시킨다.
- □ 운동 Tip
  - 몸이 뒤로 넘어지지 않도록 균형을 유지한다.
  - 시선은 정면을 바라본다.

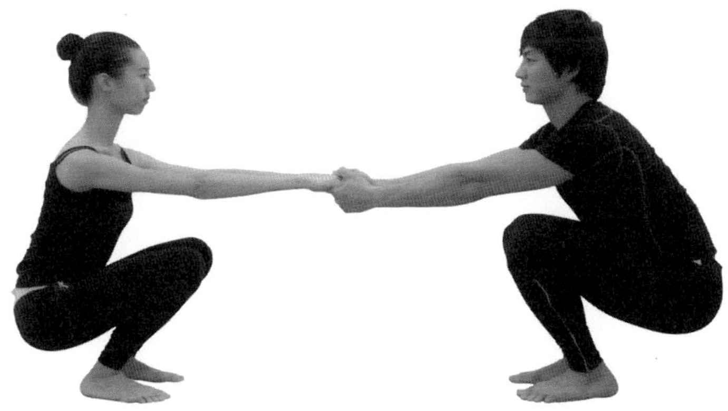

51. 손 위로 마주 대기

□ 운동방법
- 발가락으로 서서 양손을 위로 마주 댄다.

□ 운동효과
- 균형감을 높여 준다.
- 지구력을 높여 준다.

□ 운동 Tip
- 상대방에게 기대지 않는다.

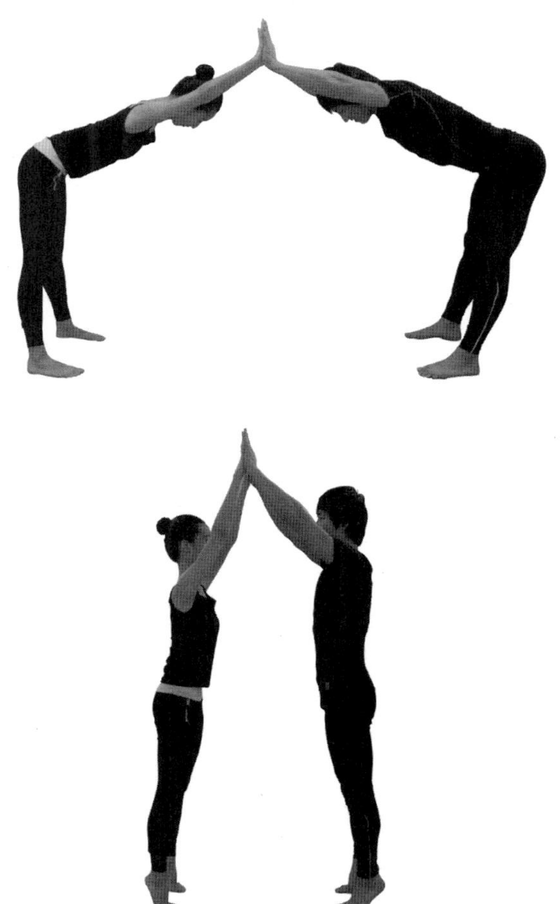

52. 손 뒤로 마주 대기

□ 운동방법
- 등을 마주 대고 서서, 손을 마주 댄다. 한 사람 쪽으로 당기고, 다른 사람 쪽으로 당기기를 반복한다.

□ 운동효과
- 어깨와 등의 근육을 강화시킨다.

□ 운동 Tip
- 머리에서 발끝까지 일직선 상태를 유지한다.
- 어깨의 움직임에만 주목한다.
- 허리를 젖히지 않는다.

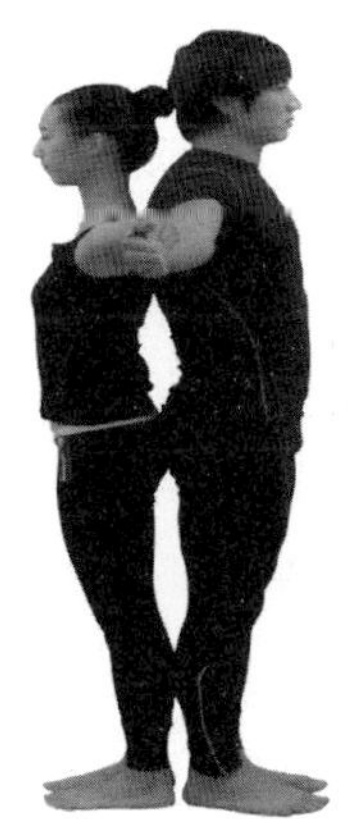
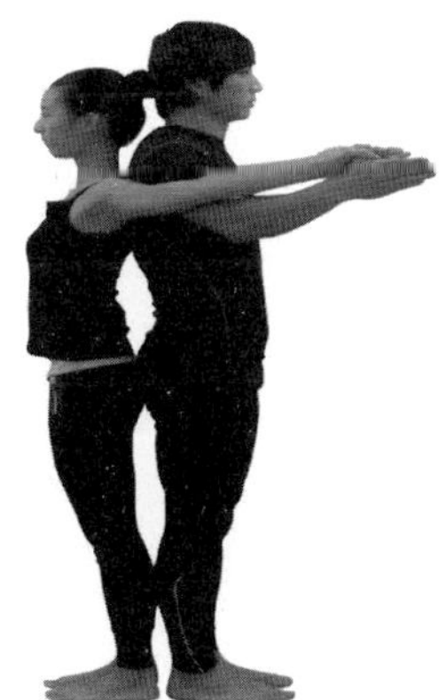
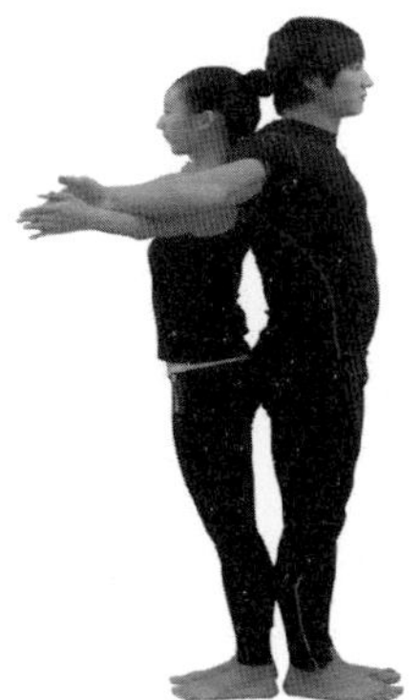

53. 손 뒤로 마주 잡기

- ☐ 운동방법
  - 등 쪽으로 떨어져서 선 다음, 손을 마주 잡고 당겨주기를 반복한다.
- ☐ 운동효과
  - 어깨와 등의 근육을 강화시킨다.
- ☐ 운동 Tip
  - 어깨를 아래쪽으로 내려 준다.
  - 시선은 약간 위쪽을 향한다.
  - 허리를 지나치게 젖히지 않는다.

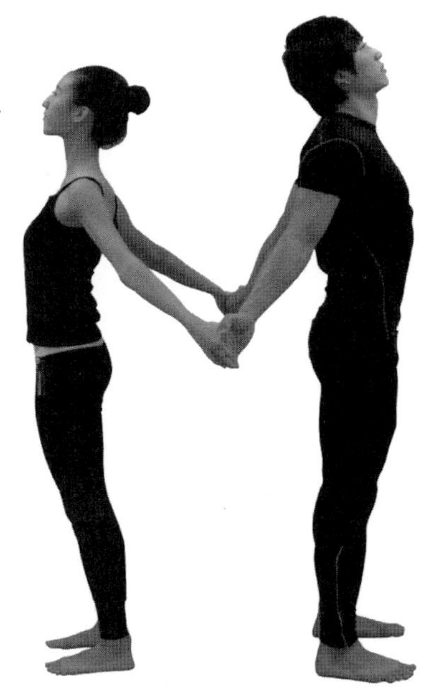

54. 손 아래로 마주 잡기

☐ 운동방법
- 엉덩이를 가까이 댄 다음 아래로 몸을 숙여 손을 마주 잡는다.

☐ 운동효과
- 복부를 강화시킨다.
- 척추의 유연성을 늘려 준다.

☐ 운동 Tip
- 내려갈 수 있는 만큼만 내려간다.

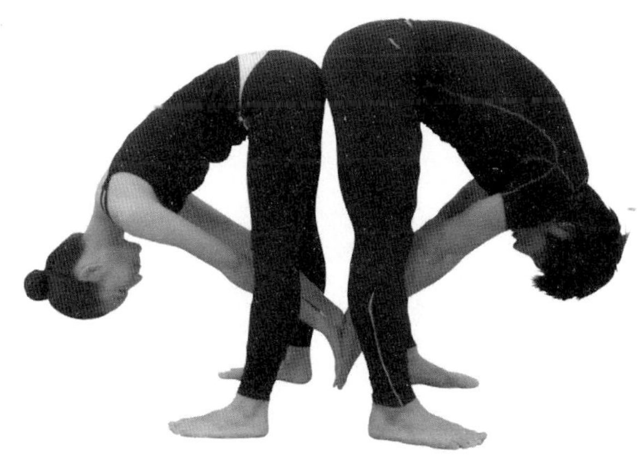

55. 손 옆으로 마주 잡기

☐ 운동방법
- 양발을 마주 대고, 양손을 잡은 다음 자신의 몸을 최대한 옆으로 늘여 준다.

☐ 운동효과
- 옆구리 선을 정렬시켜 준다.
- 하체근육을 튼튼하게 해 준다.

☐ 운동 Tip
- 양손, 양발은 일직선상에 높이도록 한다.
- 가슴을 최대한 늘이고, 대퇴부에 힘을 준다.
- 무릎이 발가락보다 밖으로 밀려 나가지 않도록 주의한다.

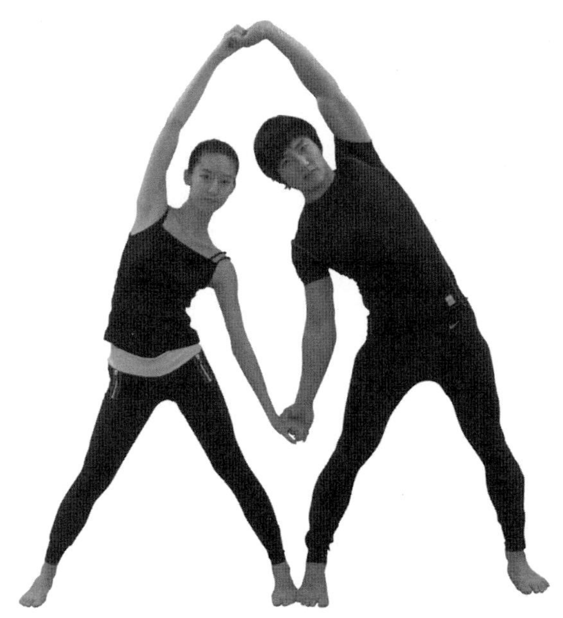

56. 양발 마주 대기

☐ 운동방법
- 발가락을 모두 마주 대고, 양손을 잡는다.

☐ 운동효과
- 균형감을 높여준다.
- 장요근과 골반, 허리근육을 강화시켜 준다.

☐ 운동 Tip
- 양손, 양발은 일직선상에 높이도록 한다.
- 발바닥을 최대한 밀착시킨다.
- 목과 어깨가 경직되지 않도록 한다.
- 척추를 최대한 바르게 세워 준다.

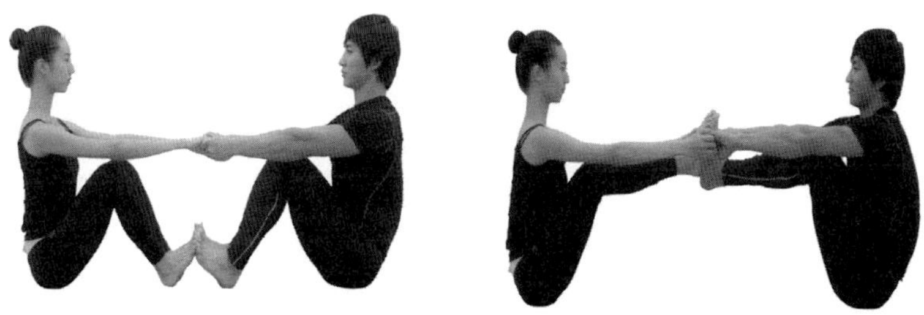

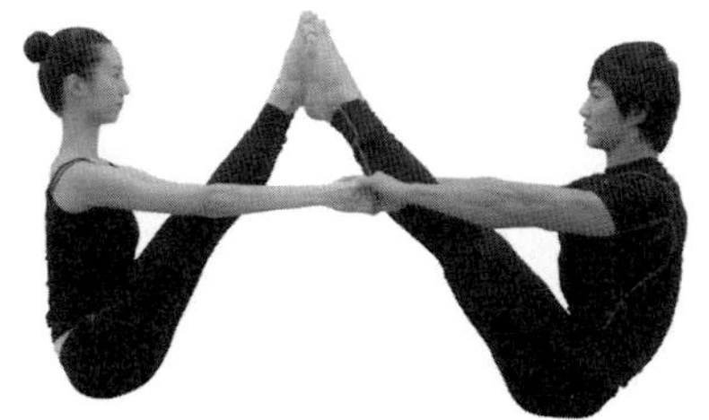

57. 다리 늘이기

□ 운동방법
- 발을 마주 대고, 양손을 잡는다. 한 사람씩 바꿔 가며 앞으로 숙이면서 다리 간격을 점차 줄인다.

□ 운동효과
- 오금을 늘여 주어 다리의 유연성을 높인다.

□ 운동 Tip
- 유연성 수준에 따라 다리 간격을 조정한다.
- 앞으로 숙이는 것보다 다리가 바닥에 닿도록 하는 데 집중한다.

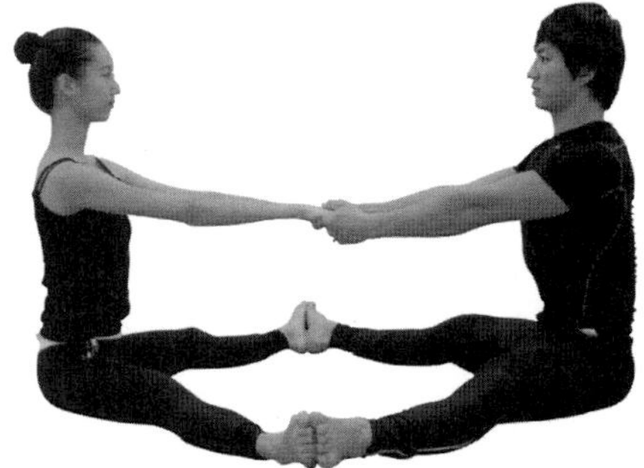

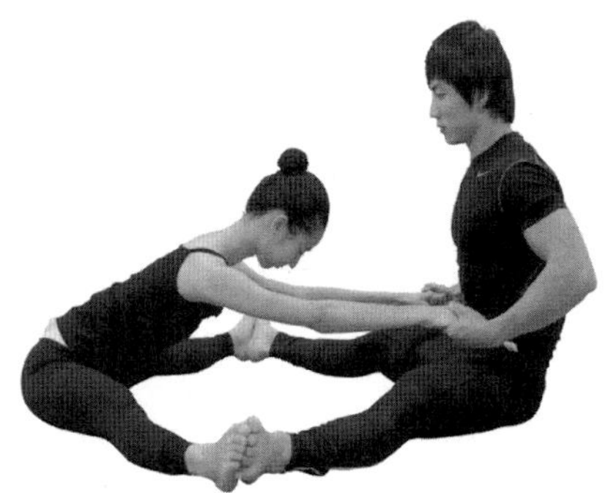

58. 어깨 잡기

□ 운동방법
- 등 쪽끼리 향하게 서서 상대방의 어깨를 잡는다.

□ 운동효과
- 굽은 어깨와 등을 펴 준다.

□ 운동 Tip
- 가슴을 앞으로 젖혀 준다.
- 어깨를 잡은 팔은 최대한 펴 준다.
- 시선은 잡은 팔의 반대쪽을 향한다.

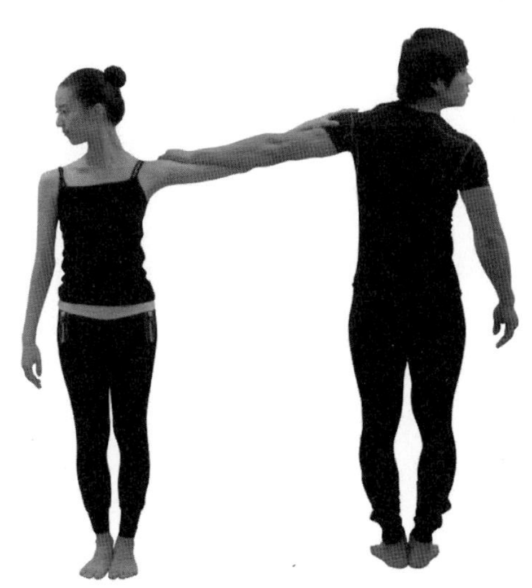

59. 어깨 뒤로 젖히기

□ 운동방법
- 발가락을 모두 마주 대고. 양손을 잡는다.

□ 운동효과
- 굽은 어깨와 등을 펴 준다.

□ 운동 Tip
- 목이 긴장되지 않도록 주의한다.
- 머리에서 꼬리뼈까지 수직상태를 유지한다.

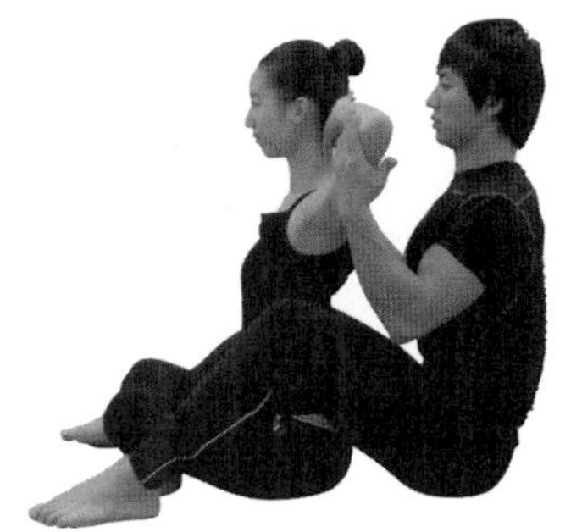
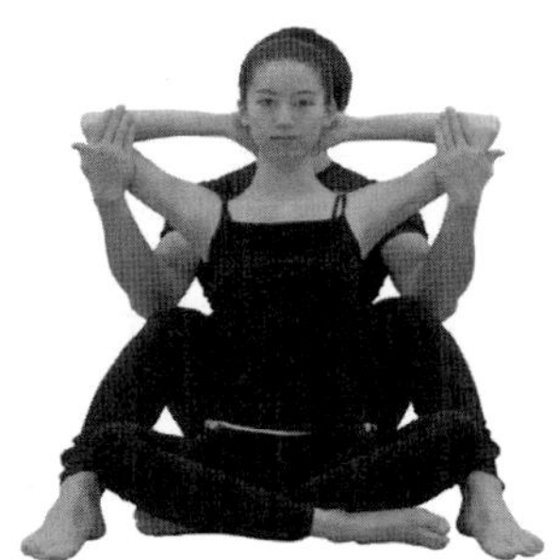

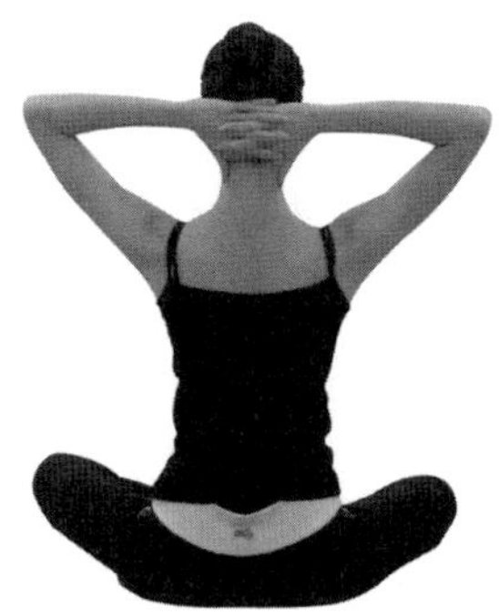

60. 어깨 누르기

- □ 운동방법
  - 마주 서서 상대방의 어깨를 눌러 준다.
- □ 운동효과
  - 굽은 어깨와 등을 펴 준다.
- □ 운동 Tip
  - 시선은 바닥으로 향한다.
  - 중심이 뒤쪽으로 밀리지 않도록 주의한다.

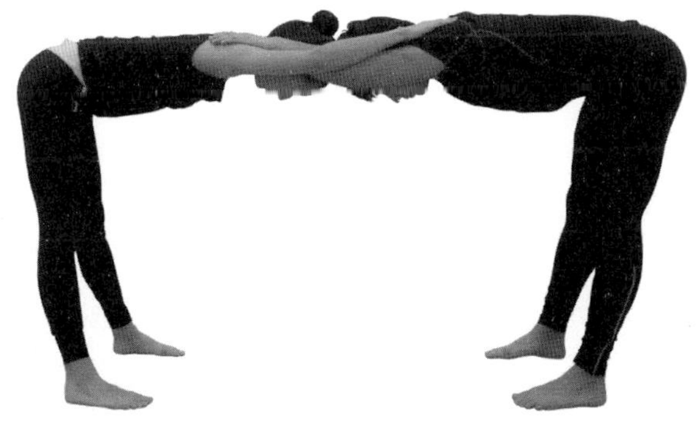

61. 앞으로 구부리기

☐ 운동방법
- 한 사람은 앞으로 구부리고, 다른 사람은 뒤에서 눌러 준다.

☐ 운동효과
- 다리 뒤쪽의 근육을 늘여 준다.
- 허리, 골반, 허리 관절을 풀어 준다.

☐ 운동 Tip
- 심하게 누르지 않는다.
- 구부리는 것보다는 오금이 최대한 펴지도록 노력한다.
- 내쉬는 호흡에 앞으로 구부리면서 팔은 자연스럽게 내려 준다.
- 엉덩이는 최대한 바닥에 밀착시킨다.

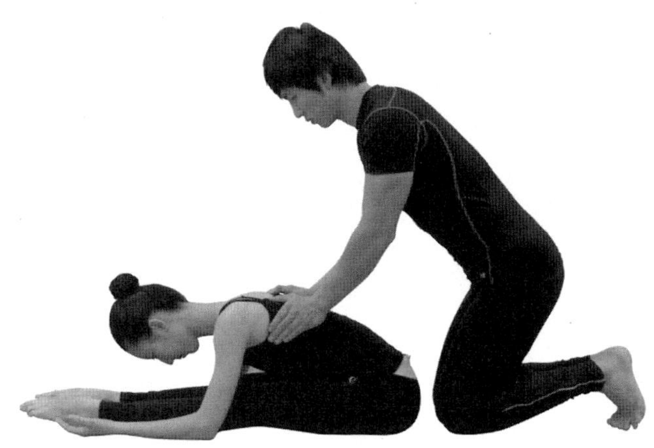

62. 뒤로 당기기

□ 운동방법
- 무릎을 구부리고 앉은 다음, 양팔을 위·아래로 잡는다. 한 사람은 버티고, 한 사람은 뒤로 당긴다.

□ 운동효과
- 복부와 등을 강화시킨다.

□ 운동 Tip
- 허리를 꺾지 않고, 복부를 긴장시킨다.

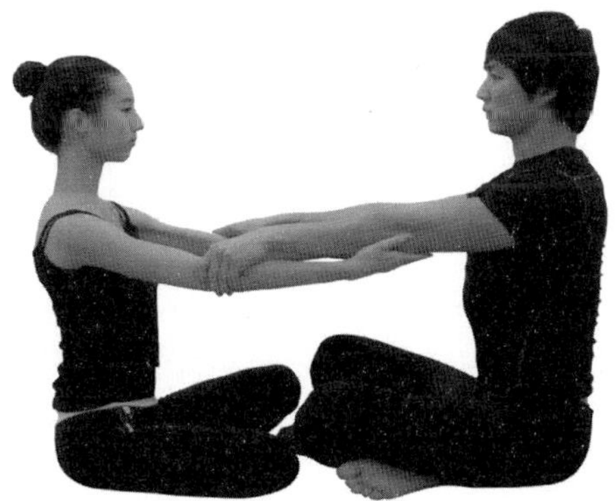

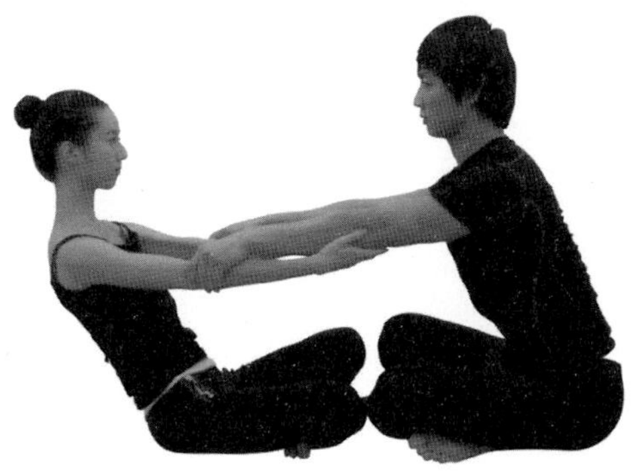

63. 앞으로 숙이기

- ☐ 운동방법
  - 무릎을 구부리고, 양손을 교차해서 잡은 다음, 등을 동그랗게 말면서 복부를 수축시키고, 고개는 숙여 준다.
- ☐ 운동효과
  - 등의 경직과 담 통증을 완화시킨다.
  - 척추의 유연성을 길러준다.
- ☐ 운동 Tip
  - 무게가 뒤로 실리지 않도록 한다.
  - 어깨와 목이 경직되지 않도록 한다.

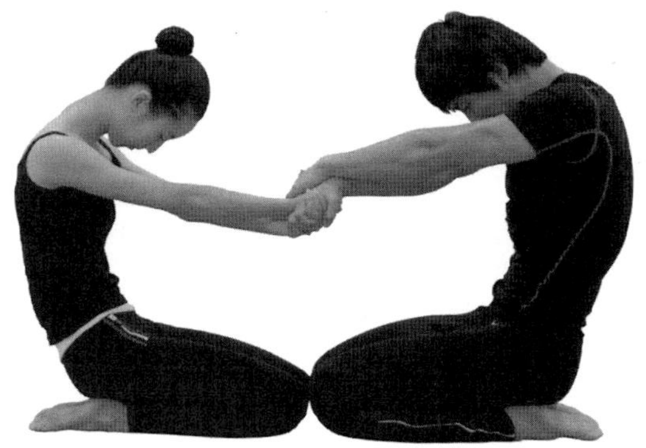

64. 어깨 펴기

☐ 운동방법
- 한 사람은 발바닥을 상대방의 허리부분에 대고 지그시 밀면서 양손으로 팔을 서서히 당겨준다. 이 자세를 30초 정도 유지한다.

☐ 운동효과
- 굽은 척추와 어깨를 펴 준다.

☐ 운동 Tip
- 무리가 가지 않도록 서서히 적절한 힘을 가한다.
- 잡아당기는 것보다는 어깨, 등이 펴지는 데 주목한다.

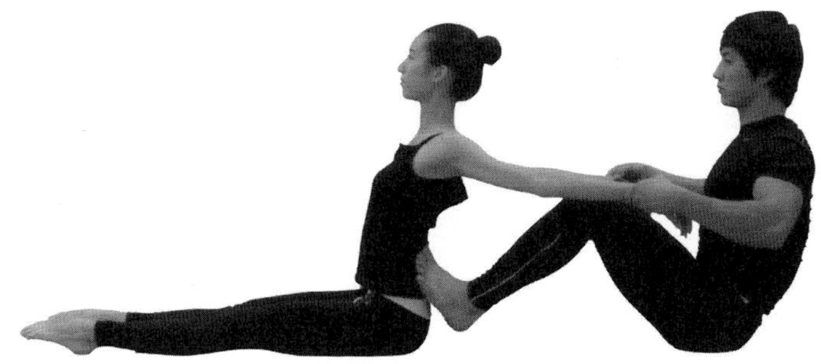

65. 다리 접기

☐ 운동방법
- 마주 서서 한 손을 서로 어깨를 잡고, 다른 손으로 허벅지를 최대한 접어 준다.

☐ 운동효과
- 대퇴사두근, 무릎, 대퇴이두근을 강화시킨다.
- 균형감을 높인다.

☐ 운동 Tip
- 상대방에게 무게를 싣지 않는다.
- 머리에서 발까지 일직선이 되도록 한다.

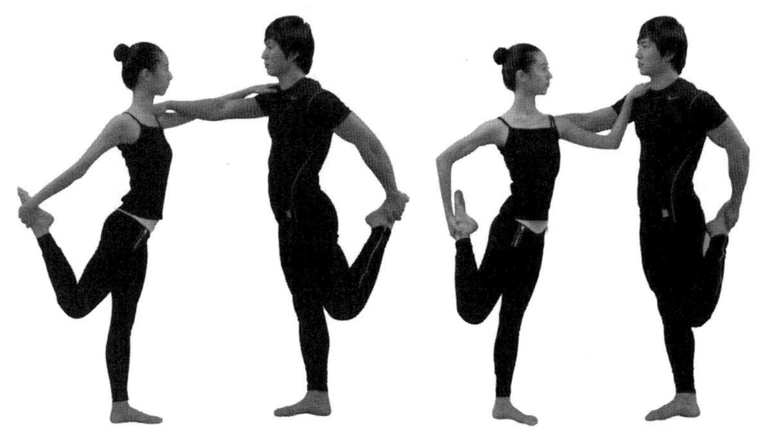

66. 발레리나

□ 운동방법
- 양손을 잡은 다음, 다른 손은 발목을 잡고 최대한 뒤로 뻗어 올린다.

□ 운동효과
- 하체근육을 강화시킨다.
- 어깨, 허리, 골반의 유연성을 높여 준다.
- 균형감각과 집중력을 높여 준다.

□ 운동 Tip
- 무릎은 최대한 펴 준다.
- 엉덩이와 괄약근을 조여 준다.
- 대퇴부에 힘을 준다.
- 발바닥 전체를 바닥에 밀착시킨다.

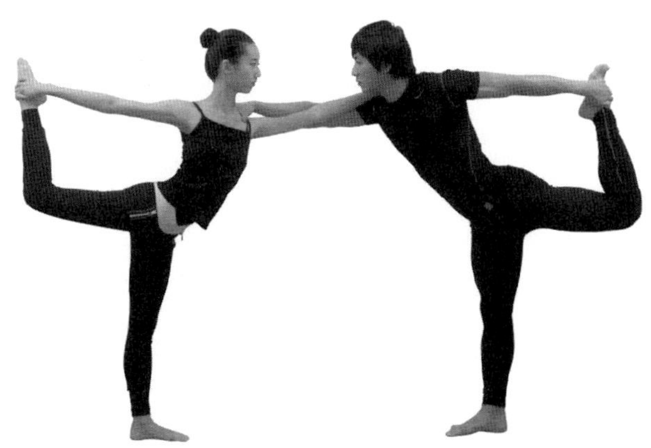

67. 허리 비틀기

- □ 운동방법
  - 손을 교차해서 잡고, 서로 팔을 잡아당기면서 상체를 함께 비틀어 준다.
- □ 운동효과
  - 어깨 관절을 유연하게 한다.
  - 허리와 옆구리 근육을 강화한다.
- □ 운동 Tip
  - 척추는 최대한 바르게 편다.
  - 어깨와 팔꿈치는 최대한 편다.
  - 팔은 쭉 펴고, 엉덩이는 바닥에 밀착시킨다.

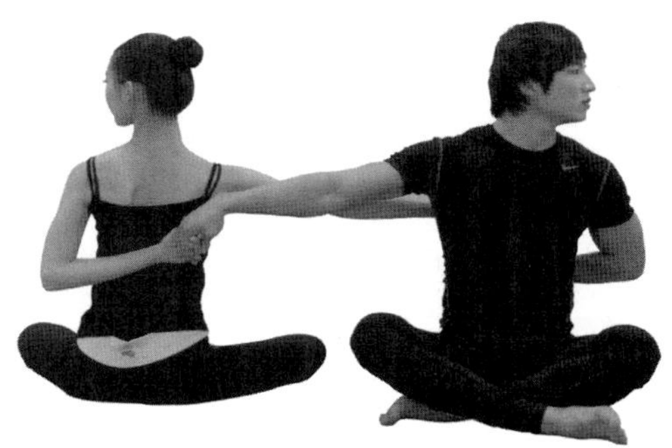

68. 옆구리 늘이기

□ 운동방법
- 한 다리는 접고, 한 다리는 편 상태에서 접은 다리의 반대 팔은 서로의 겨드랑이 밑에 댄 다음 옆구리를 최대한 늘인다. 10초간 유지한 다음 발을 바꿔 반복한다.

□ 운동효과
- 옆구리를 아름답게 가꿔주며, 오금을 펴 준다.

□ 운동 Tip
- 늘이는 손은 가능한 발을 잡는다.
- 펴 준 다리는 바닥에 닿도록 노력한다.
- 몸이 앞이나 뒤로 밀리지 않도록 유의한다.

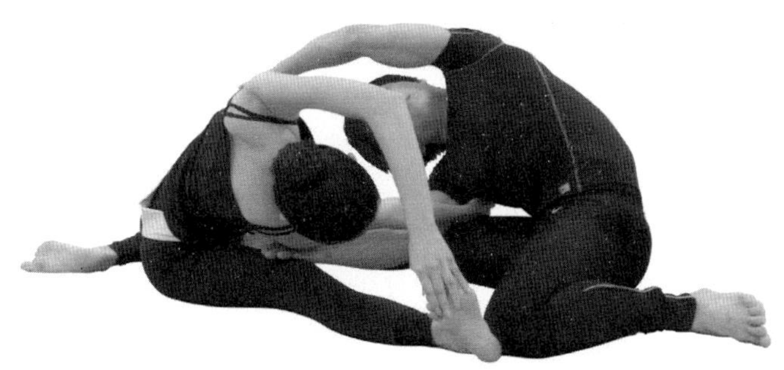

69. 등 대고 앉기

- □ 운동방법
  - 등을 마주 대고 앉는다.
- □ 운동효과
  - 척추를 정렬시킨다.
  - 어깨, 등, 허리를 이완시킨다.
- □ 운동 Tip
  - 호흡을 통해 몸을 이완시킨다.
  - 척추의 정렬상태를 유지한다.

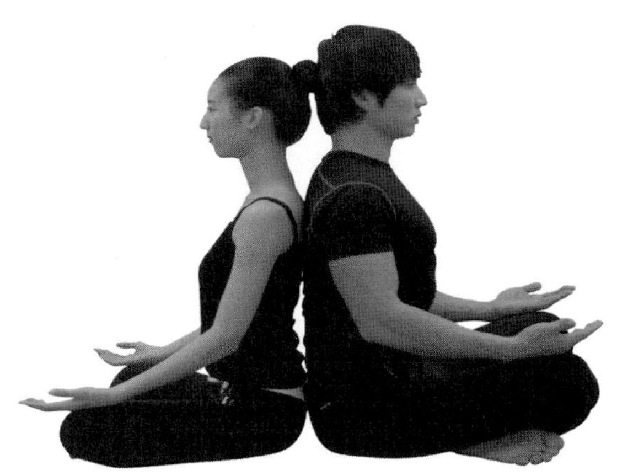

70. 등 마주 잡기

□ 운동방법
- 등을 마주 대고 팔을 뒤로 낀 다음, 한 사람은 숙이고 한 사람은 등을 완전히 기댄다.

□ 운동효과
- 등과 복부의 근육을 강화한다.

□ 운동 Tip
- 잡은 팔에 힘을 주지 않는다.
- 숙일 때는 복부를 긴장시키고, 기댈 때는 등과 가슴을 이완시킨다.

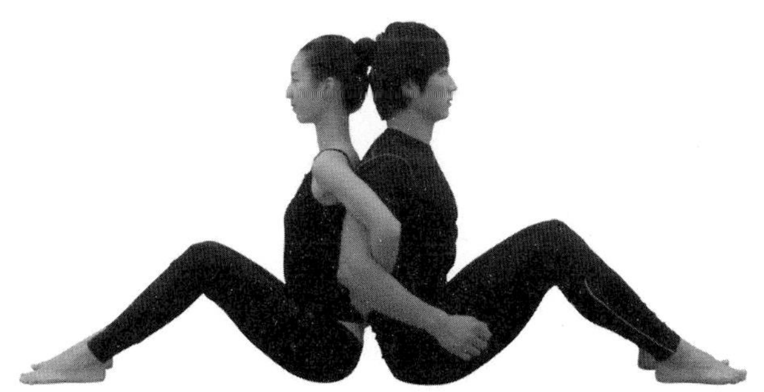

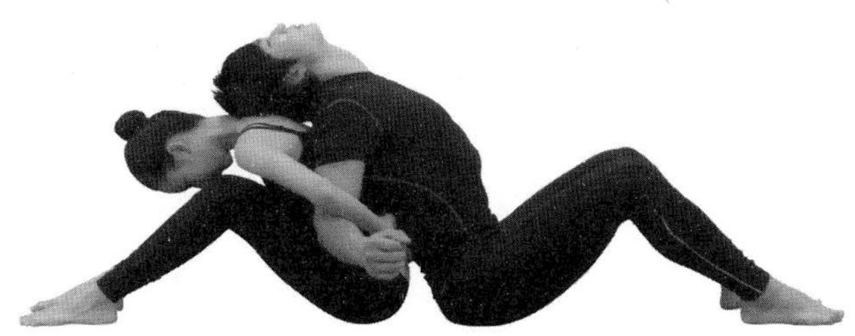

71. 등 늘이기

□ 운동방법
  • 등을 마주 대고 늘여준다. 점차 강도를 높여 준다.
□ 운동효과
  • 몸 전체를 정렬시키고 이완시켜 주며, 높은 강도에서는 파트너 모두의 근력과
    유연성 향상에 도움을 준다.
□ 운동 Tip
  • 매달리는 사람은 지나치게 힘을 주지 않는다.

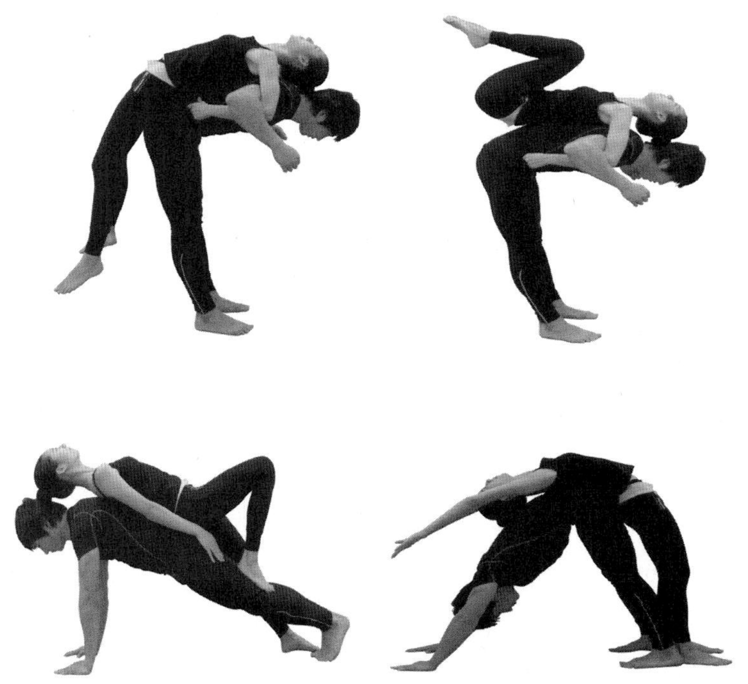

72. 마주 잡아당기기

☐ 운동방법
- 마주 서서 반대방향으로 밴드를 잡아당긴다.

☐ 운동효과
- 허리와 몸통을 이완시킨다.

☐ 운동 Tip
- 시선은 당기는 방향을 향한다.
- 머리에서 발끝까지 정렬상태를 유지한다.

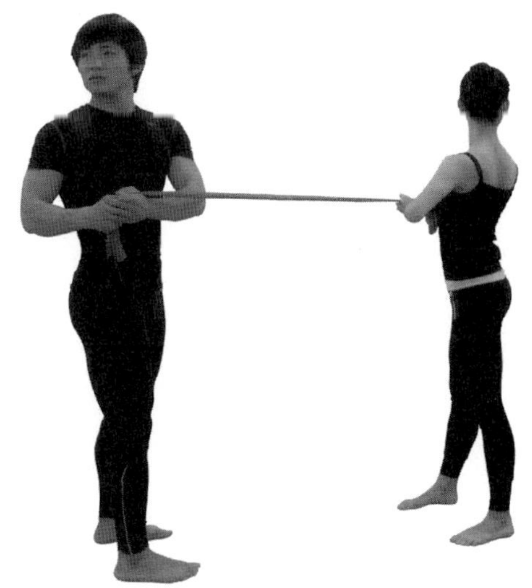

73. 짐볼에 앉아 옆으로 잡아당기기

☐ 운동방법
- 짐볼에 앉아서 밴드를 옆으로 잡아당긴다.

☐ 운동효과
- 균형감과 근력운동을 병행한다.

☐ 운동 Tip
- 양발을 바닥에 대고 균형을 유지한다.
- 어깨와 귀를 가능한 멀리 유지시킨다.

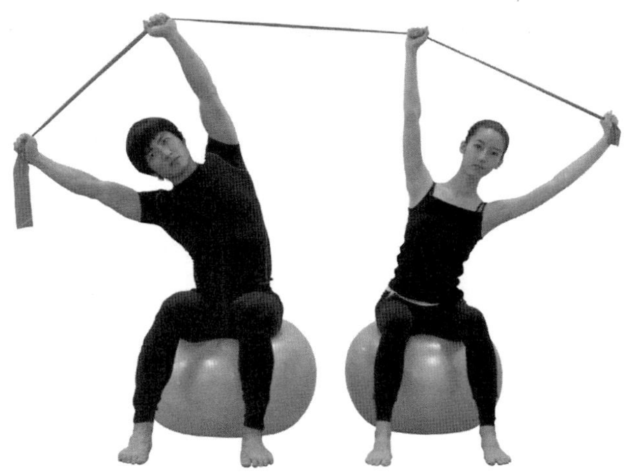

74. 공 받기

□ 운동방법
- 등을 대고 의자에 앉은 것처럼 앉아서, 왼쪽·오른쪽으로 공을 주고받는다.

□ 운동효과
- 하지를 강화시킨다.
- 협응력, 균형감, 지구력을 높여 준다.

□ 운동 Tip
- 복부와 허벅지를 긴장시킨다.
- 적절한 힘을 통해 자세를 유지한다.

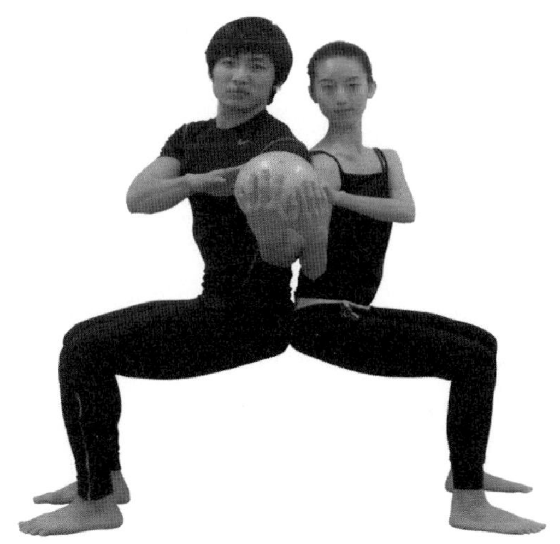

75. 짐볼 맞대기

□ 운동방법
  • 두 사람 사이에 짐볼을 댄 다음 안쪽 다리를 들고 떨어지지 않도록 지탱한다. 발을 바꾸어 반복한다.
□ 운동효과
  • 균형감과 지구력을 높여 준다.
□ 운동 Tip
  • 두 사람은 힘의 조절에 집중한다.

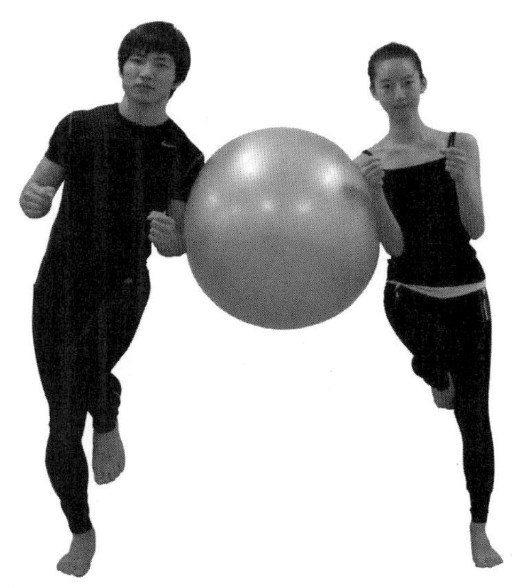

✚ 12. 상황별 운동 재활

1) 워킹

바르게 걷는 것, 워킹은 건강에서 너무나 중요한 요소이다. 잘못된 걸음걸이는 발의 변형을 가져온다. 발의 변형은 무릎, 허리, 심지어 몸 전체의 균형을 파괴할 수 있으며, 몸의 부정렬로 인해서 발의 변형이 발생하기도 한다. 인간의 몸은 하나하나가 독립된 것이 아니라, 하나의 고리(chain)로 연결되어 있기 때문이다.

바르게 걷는 것의 이익은 엄청나다. 연구에 의하면 걷는 것은 심장병이나 뇌졸중의 위험을 줄이고, 혈압을 낮추며, 콜레스테롤 수치를 줄이고, 지방감소, 정신적 건강의 증진, 뼈 밀도를 증가시켜 골다공증을 예방할 뿐 아니라, 암·당뇨병의 위험을 줄이며, 몸무게의 유지, 퇴행성 관절염에도 도움을 주고, 유연성과 협응성을 증가시켜 낙상을 예방한다고 한다.

바르게 걷은 것은 다음의 세 가지 움직임이 정확해야 한다. 첫째, 워킹 시 발은 뒤에서 앞으로 움직여야 한다. 둘째, 반대발이 자연스럽게 밀려야 한다(push off). 셋째, 자연스런 발목의 회전운동이 일어나야 한다. 어깨와 가슴을 펴고, 턱은 당기고 시선은 전방 10~15m를 주시한다. 보폭은 자신의 키에 0.45를 곱한 값이다. 발뒤꿈치 바깥쪽부터 닿기 시작해 무게중심이 발 바깥쪽을 거쳐 새끼발가락과 엄지발가락 순으로 이동한다. 마치 발목을 빙그르 돌리듯 무게중심을 이동시키는 것이다.

발의 앞뒤 움직임을 알아보자. 바르게 걷는다는 것은 발뒤꿈치가 먼저 바닥에 닿아야 하고, 발바닥, 발가락 순으로 닿아야 한다는 것이다. 특히 워킹 시 발을 들어서 발뒤꿈치가 바닥에 닿도록 하는 동작은 중요한 의미를 갖는다.

여기에서 중요한 것이 바로 전경골근(Tibialis Anterior)이다. 전경골근(Tibialis Anterior)은 워킹에 있어 중요한 영향을 미친다. 사람이 그냥 서 있을 때 뒤로 넘어지지 않고 서 있도록 지탱해 주는 역할을 하며, 발꿈치가 바닥에 닿을 때 발을 들어서 구를 수 있도록 도와주고, 워킹 시작 시 발을 들어 줌으로써 바르게 걷는 것이 가능하도록 한다. 이것은 전경골근의 부착지점을 보면 이해가 쉽다. 전경골근은 정강이뼈에서 시작해서(경골의 외측, 골간막) 첫 번째 발가락 쪽에 부착(제1중족골의 기저부, 제1설상골)되어 있으므로, 발등을 굽히거나(발목의 배측굴곡), 안으로 움직이는 것(발목의 내번)에 작용한다. 전경골근의 문제가 생기면 발꿈치부터 디뎌서 걷지 못하게 된다.

그렇다면 하이힐을 신고 바른 걸음걸이가 가능할까? 정답은 NO! 하이힐은 힐의 높이에 따라 발에 작용하는 압력이 달라지고 그로 인해 자세까지 변형되는 것으로 설명되고 있다. 특히 볼이 좁고, 높은 하이힐은 세 번째, 네 번째 발가락 신경조직을 두껍게 만들어서 통증을 유발할 수도 있으며, 아킬레스건을 긴장시킨다. 너무 딱 맞는 하이힐의 경우는 엄지발가락 뼈가 자라면서(bony growth) 통증을 유발할 수 있고, 앞이 좁은 하이힐은 작은 발가락들을 가운데 쪽으로 몰리게 만들어서 결국에는 두 번째, 세 번째, 네 번째 발가락이 똑바로 펴지지 못하게 된다.

　따라서 시간이 나는 대로 운동화를 신고 제대로 된 워킹을 하는 연습이 필요하다. 집 안에서 맨발로 워킹하는 것도 또 다른 연습법의 하나다.

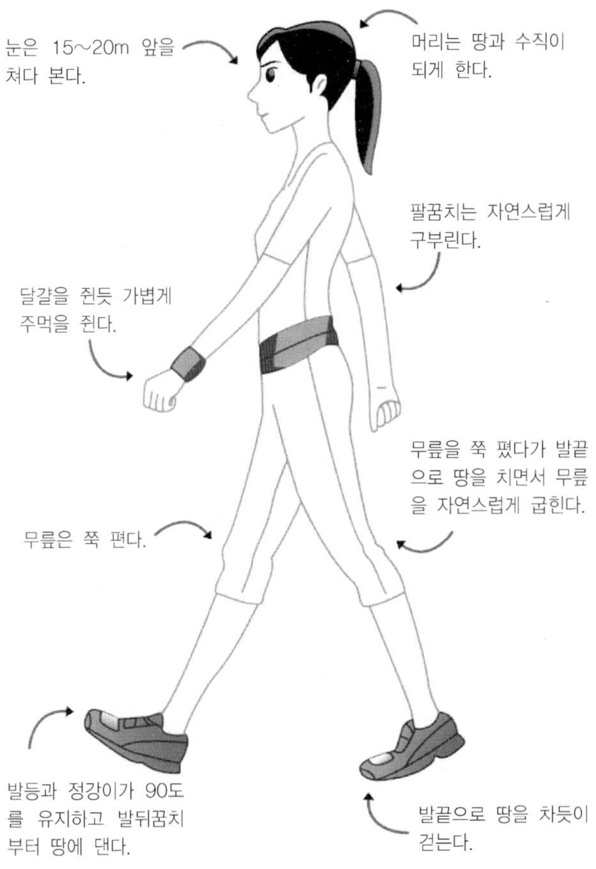

2) 오십견을 위한 운동 재활

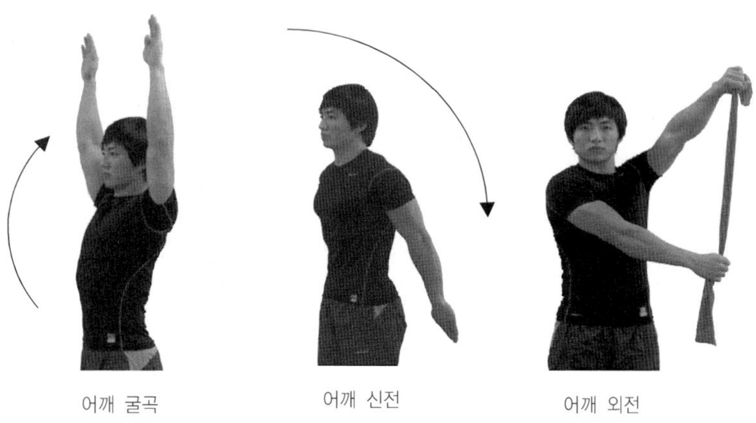

어깨 굴곡   어깨 신전   어깨 외전

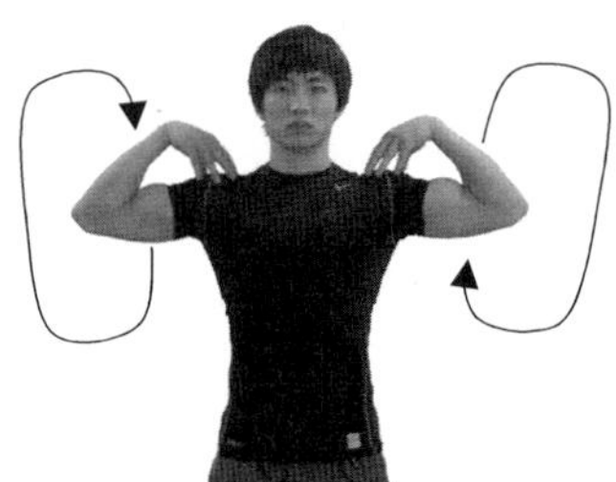

어깨 돌리기

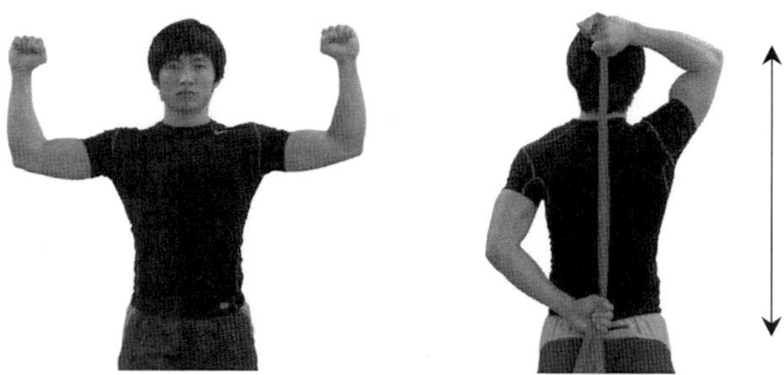

수건을 이용한 어깨 훈련

3) 점퍼스 니 운동 재활

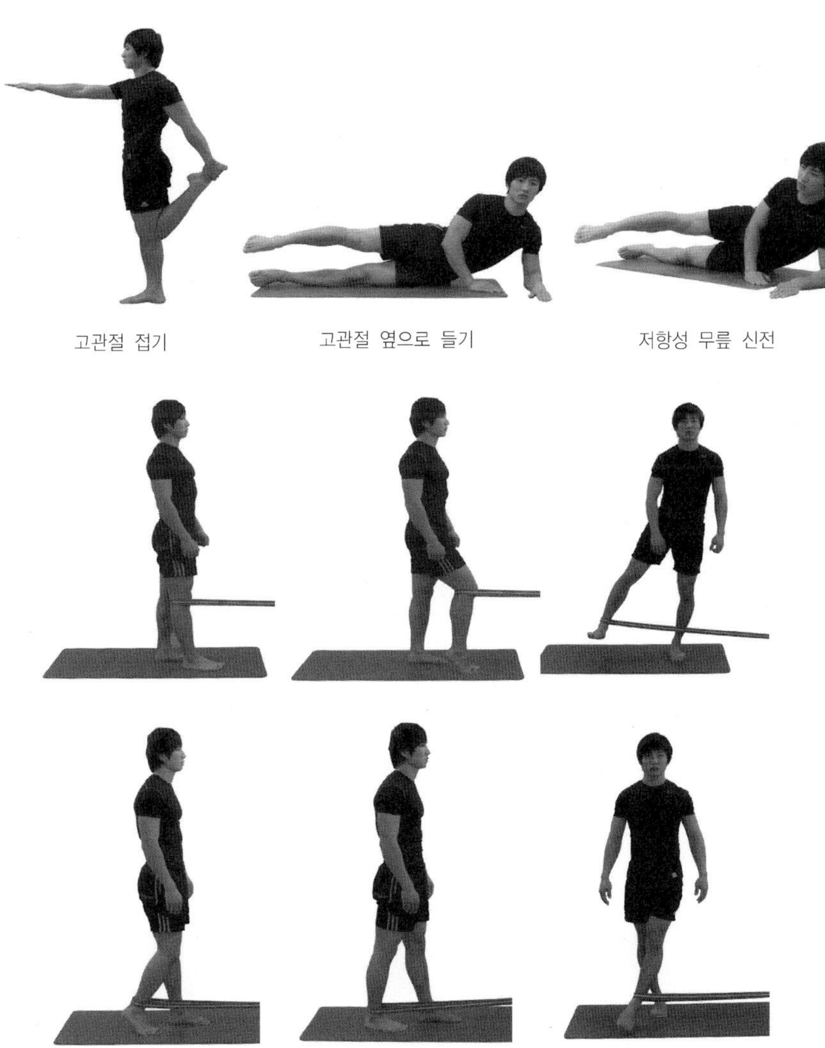

고관절 접기　　　　고관절 옆으로 들기　　　　저항성 무릎 신전

고관절 앞뒤로 차기

4) 어깨 탈구 운동 재활

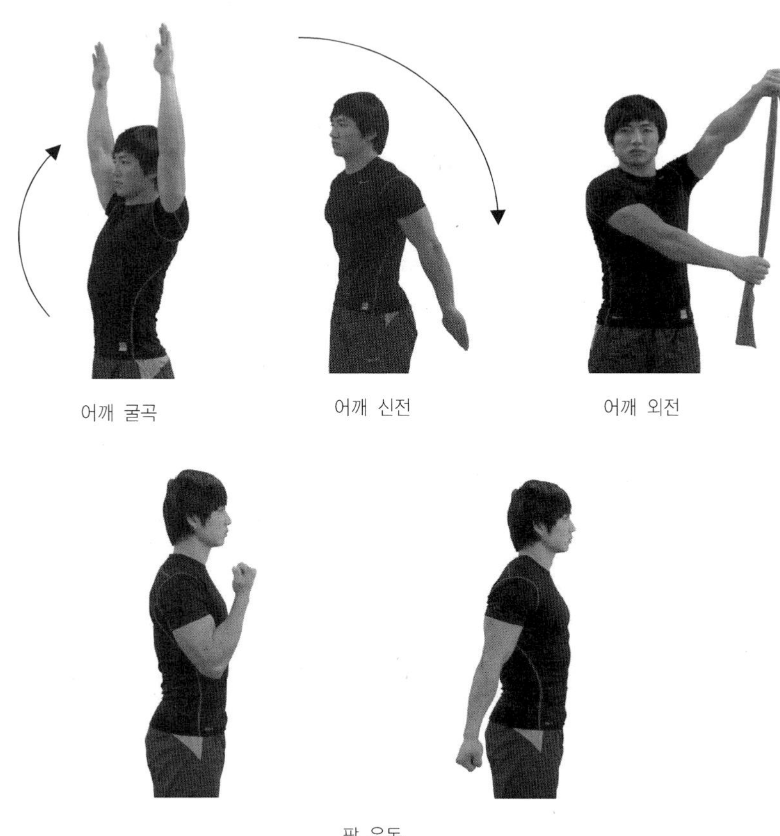

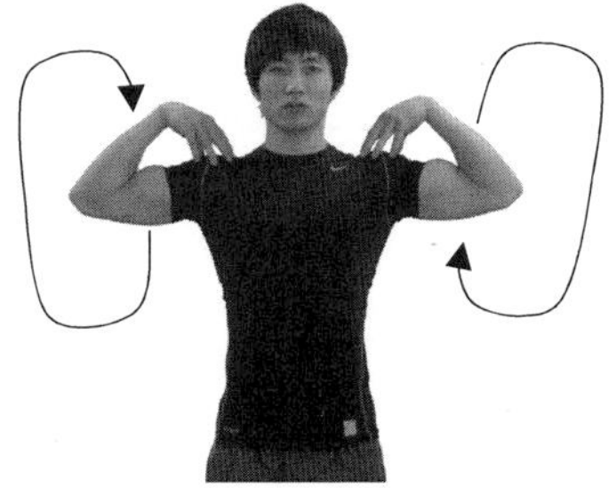

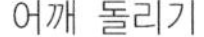

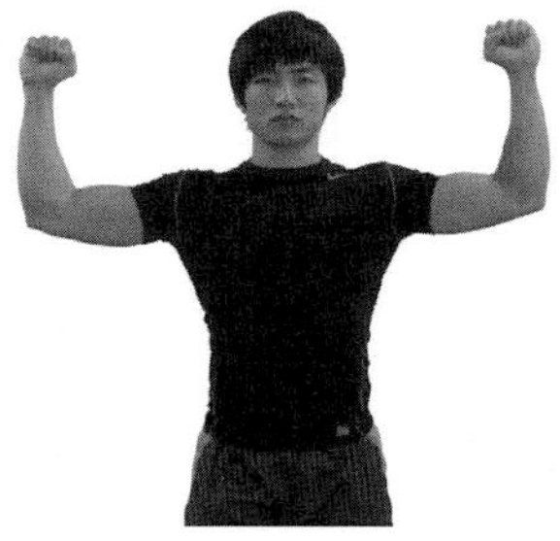

어깨 돌리기   어깨 모으기

5) 허리 통증 개선을 위한 운동 재활

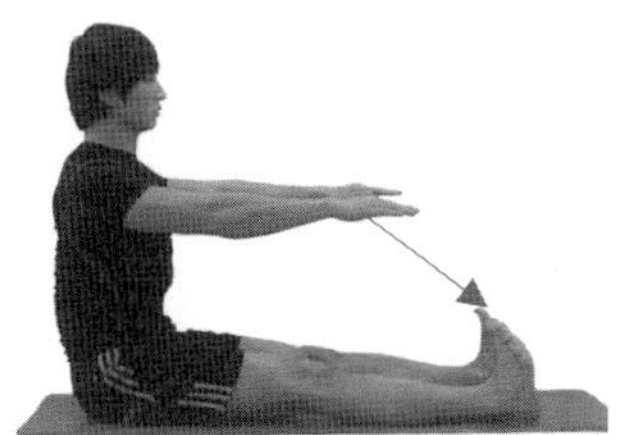

앞으로 구부리기

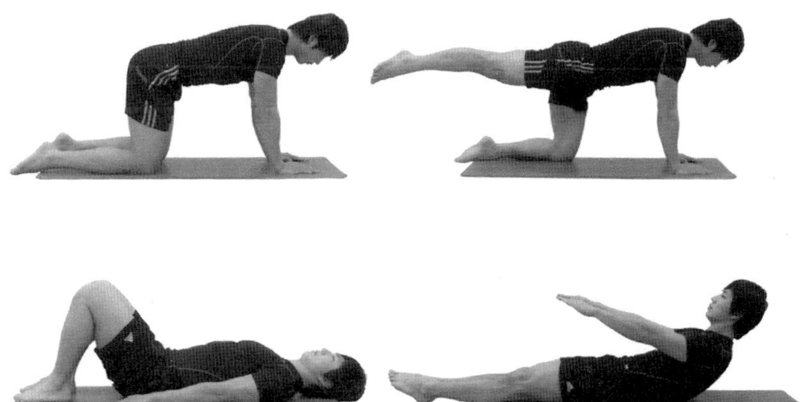

한 팔, 한 다리 들기

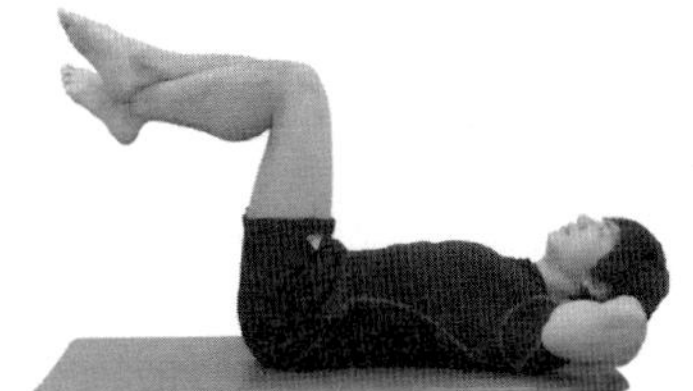

복부 말아 올리기

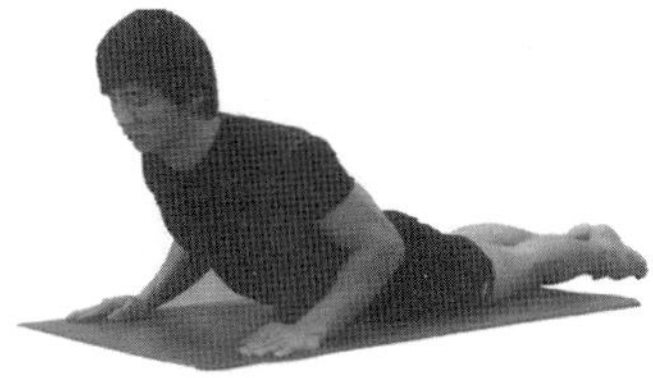

등 뒤로 젖히기

참고문헌

강선영(2002). 교정체조의 실시가 여자 중학생의 척추측만증 개선에 미치는 영향. 석사학위논문. 고려대학교 대학원.

고흥환(1994). 체육의 측정평가. 연세대학교 출판부.

권재한(2002). 특발성 척추측만증 cobb 각 개선을 위한 교정 운동프로그램의 효과에 관한 연구. 박사학위논문. 명지대학교 대학원.

김병준(2009). 운동심리학: 이해와 활용. 서울: 도서출판 레인보우북스.

김창규(2000). 바른 자세가 보인다. 서울: 해냄.

문지숙(2009). 몸 살리기: 한국형 필라테스의 대가 문지숙의 바른 자세 운동. 서울: 로그인.

박미정(2003). 자세 관리 프로그램이 초등학생의 척주 측만 정도와 자세에 대한 지식에 미치는 영향. 석사학위논문. 계명대학교 대학원.

박성우(2004). 스위스 볼 운동과 교정체조가 남자대학생의 체형 교정에 미치는 영향. 석사학위논문. 창원대학교 대학원.

박현주, 이성노(2002). 목 뒤로 젖히기 운동이 자세와 경부통에 미치는 영향. 한국사회체육학회지. 17, 223 - 231.

삼육동작치료 및 표현예술 연구소(2007). Movement Therapy Pilates Manual. 미간행 자료.

오문자(1996). 무용기능학. 서울: 도서출판 금광.

육조영(2003). 운동요법과 영양요법; 경기력 향상과 건강의 유지증진을 위한 책. 서울: 오성출판사.

이강윤(2000). 스트레칭이 어린이의 유연성과 순발력 발달에 관한 연구. 석사학위논문. 공주대학교 대학원.

이상황(2006). 필라테스가 초등학생의 척추측만도 및 체력에 미치는 영향. 석사학위논문. 동아대학교 대학원.

이숙희, 김종희(1999). 초등학교 5, 6학년을 대상으로 한 척추측만증 실태조사. 한국학교보건학회지. 11(1), 61 - 74.

이승아(2009). 나디아의 현대요가백서. 동양문고 상상공방.

이애진(2004). 하지 변형에 관한 연구. 미간행 박사학위 논문. 과학대학교 대학원.

이태연(2006). 호흡훈련이 발레전공자의 평형성, 복부 및 요부근력, 폐 기능에 미치는 영향. 박사학위논문. 계명대학교 대학원.

이태훈(2006). 기공체조와 수기요법이 척추측만증 여고생들의 자세교정과 운동능력 변화에 미치는 영향. 박사학위논문. 계명대학교 대학원.

이현수, 최인범(2003). 하지 관절 가동범위에 관한 분석. 한국무용과학 회지. 17(2), 52 - 60.

장민화(2000). 가창에 있어 인체학적으로 본 호흡의 원리와 호흡강화를 위 한 실제적 훈련법에 관한 연구. 석사학위논문. 경희대학교 대학원.

정진우(2008). 그림으로 보는 근골격 해부학. 서울: 도서출판 대학서림.

체육과학연구원(1999). 운동선수의 재활 운동 프로그램 지침서.

최혜미(2009). 21세기 영양학. 교문사.

한정식(2004). 필라테스 30분. 서울: 넥서스 북.

황륭(1995). 특발성 척추측만증에 대한 운동치료 고찰. 학사학위논문. 동남보건대학.

황화자(1986). 성악 호흡법에 관한 연구. 성신연구논문집. 24, 229 - 249.

Fabio, R.(1997). Current principles in the nonoperative management of structural adolescent idiographic scoliosis. Physical Therapy, 63, 512 - 523.

Kendall · McCreary · Provance · Rodgers · Romani, 한국통합의학연구소 (2006). 자세와 통증치료에 있어서 근육의 기능과 검사. 도서출 판 한미의학.

Singleton, W. T.(1980). The body at work: Biological ergonomics. Massachusetts. Cambridge University Press.

백순기 ─────────────────────────────

▌약 력

중원대학교 스포츠 건강의학과 교수
동덕여자대학교 박사
한국여가 레크리에이션학회 상임이사, 눈문심사위원
한국동작치료개발원 부회장

김현나 ─────────────────────────────

▌약 력

청암대학교 교수
고려대학교 이학박사
Southern Illinois University Post Doc.(치료레크리에이션)
한국운동재활학회 감사
한국여가레크리에이션학회 상임이사

스포츠 운동 재활의 이론과 실제

초판인쇄 | 2013년 3월 4일
초판발행 | 2013년 3월 4일

지 은 이 | 백순기 · 김현나
펴 낸 이 | 채종준
펴 낸 곳 | 한국학술정보㈜
주   소 | 경기도 파주시 교하읍 문발리 파주출판문화정보산업단지 513-5
전   화 | 031) 908-3181(대표)
팩   스 | 031) 908-3189
홈페이지 | http://www.kstudy.com
E-mail | 출판사업부 publish@kstudy.com
등   록 | 제일산-115호(2000. 6. 19)

ISBN   978-89-268-0924-2 13690 (Paper Book)
       978-89-268-0925-9 18690 (e-Book)

이담 Books 는 한국학술정보(주)의 지식실용서 브랜드입니다.